질환별 물리치료의 핵심노트

재활 전문가의 포켓 가이드

역자 김성현 외

Screening Notes

Rehabilitation Specialist's Pocket Guide

Dawn Gulick, PT, PhD, ATC, CSCS

영 문 출 판 사

Screening Notes

Rehabilitation Specialist's Pocket Guide

by Dawn Gulick, PT, PhD, ATC, CSCS

질환별 물리치료의 핵심노트

재활 전문가의 포켓 가이드

2011년 2월 21일 초판인쇄
2011년 2월 25일 초판발행

지은이 : Dawn Gulick, PT, PhD, ATC, CSCS
옮긴이 : 김 성 현 외
발행인 : 박 병 조
발행처 : 도서출판 영문출판사
등 록 : 1987년 12월 21일 제2-419호
주 소 : 서울시 강남구 삼성동 69-1
전 화 : (02)514-5590, 776-5590
팩 스 : (02)756-8943
E-mail : yeongmunsa@empal.com
정 가 : 18,000 원
ISBN 978-89-7224-243-7 93510

• 파본은 교환해 드립니다.

항상 곁에 두고 찾아보는...

질환별 물리치료의 핵심노트

재활 전문가의 포켓 가이드

역자 김성현 외

Screening Notes

Rehabilitation Specialist's Pocket Guide

Dawn Gulick

- ✔ 계통별 위험 징후
- ✔ 암 선별검사
- ✔ 통증 전이 양상
- ✔ 내장 선별검사
- ✔ 생애 전반에 걸친 질환
- ✔ 피부 병변
- ✔ 낙상 사정 도구

영 문 출 판 사

■ 옮긴이(가나다 순)

김근조 김천대학교 물리치료학과 교수
김성현 러스크 분당병원 재활의학과 과장
김종만 서남대학교 물리치료학과 교수
문성기 대전보건대학 물리치료과 교수
엄기매 여주대학 물리치료과 교수
이재갑 한림대학교 성심병원 재활치료 실장
조현래 마산대학 물리치료과 교수
주 민 안동과학대학 물리치료과 교수

역자 서문

이 책은 생애 주기를 소아기, 청소년기, 성인기, 임신기, 노년기로 크게 나누고 각 주기별로 발생할 수 있는 흔한 질환을 계통별로 즉, 근골격계, 신경계, 순환기계/호흡기계, 피부계, 소화기계, 내분비계, 비뇨기계 등으로 세분화하여 설명하고 있다. 각각의 질환이 가지는 특징을 파악하고 환자 치료가 가능한 범위내에 있는지, 아니면 상위 의료기관으로 의뢰해야 하는지를 판단하는데 있어 도움이 될 것이며, 물리치료사 뿐만 아니라 작업치료사, 간호사, 의사, 학생 모두에게 유용한 지침서가 되리라 믿는다.

마지막으로 이 책이 나올 수 있도록 도와주신 박병조 사장님과 영문출판사 직원 여러분께 감사의 말을 전한다.

2011년 1월 역자 일동

목차

1

본 매뉴얼의 구성 순서

일생 동안의 주기

- 주의 사항 및 경고(Alerts & Alarms)
- 소아기(Pediatrics)
- 청소년기(Adolescence)
- 성인기(Adult)
- 임신기(Pregnancy)
- 노년기(Geriatric)

각 주기별 요소

- 근골격(Musculoskeletal)
- 신경근육(Neuromuscular)
- 순환기/호흡기(Cardiovascular/Pulmonary)
- 피부(integumentary)
- 소화기(Gastrointestinal)
- 간(Hepatic)
- 내분비(Endocrine)
- 비뇨기(Urogenital)
- 추가정보(additional information)

'위험 징후' 이란 무엇인가?

성별, 인종, 유전, 직업에 특이적인 다양한 질환이 존재한다. 연령 또한 특정 질환의 발생 위험을 높이게 된다. 그리하여 이 매뉴얼은 이러한 개념에 입각하여 생애 전반을 다루게 된다. 임상의들은 철저한 병력, 신체 기관별 조사, 주위 구조를 파악한 후 환자가 호소하는 증상을 유발시켜 보아야 한다. 촉진, 움직임, 또는 특정 검사 시행으로 환자의 증상 변화를 초래할 수 없다면 병변에 대한 '위험 징후' 이며 타기관으로의 전원을 필요로 한다.

'위험 징후' 란 용어는 여러 의료계 종사자들에 의해 흔히 사용되는 단어다. 하지만 이 용어의 정의는 보편화되어 있지 않다. 이 매뉴얼에서 '위험 징후' 는 병변을 강력하게 시사하는 증상 또는 증후로 정의될 것이다. 특정 질환이나 특정 신체 기관의 기능 이상을 시사하는 '위험 징후' 들이 존재한다면 병원을 찾아가는 것이 현명할 것이다. 하지만 이미 질환이 진단된 상태라면 일부 '위험 징후' 는 존재하리라 예상되어진다. 예를 들어, 심장 질환 환자에 있어 가슴통증은 흔히 발생할 수 있어서 심 질환이 없이 갑자기 가슴통증에 발생한 사람에 비해 응급 상황을 촉발할 가능성이 적다. 그러므로 어떤 '위험 징후' 에 대해 적절하게 관찰할지, 즉각적인 조치를 취할지는 의료진의 판단에 달린 것이다.

이 매뉴얼의 목적은 의료진으로 하여금 철저한 선별 검사를 시행하고, '위험 징후' 를 확인하고, 환자의 치료가 가능한 범위 내에 있는지, 타기관으로의 의뢰가 필요한지를 결정하는데 도움을 주기 위해서이며, 감별 진단을 제공하기 위한 것은 아니다. 스스로의 의료 행위의 범위를 파악하는 것은 의사의 책임이다.

환자 관리의 요소

이 포켓 가이드는 다음 환자 관리의 요소 중 처음 3가지를 강조할 것이다:

- **검사** : 병력 청취, 신체 기관별 조사, 테스트/측정 시행 과정. 이러한 검사 과정은 타기관으로의 진료 의뢰가 필요한 부분을 확인할 수도 있다.
- **평가** : 검사 결과에 근거하여 임상적 판단을 내리는 과정
- **진단** : 데이타를 취합하여 집단, 증후군, 카테고리로 정리
- **예후** : 얻을 수 있는 최대 호전 수준의 결정
- **중재** : 상태 변화를 초래하기 위한 의료진과 환자간의 목표가 분명하고 기술적인 상호 작용
- **결과** : 환자 관리의 결과

Source: Guide to Physical Therapist Practice.

선별검사의 타당성

사망의 주요 원인 (2003년 기준)

성인(adult)	소아(children) (1~14세)
■ 심장질환 ■ 악성 종양 ■ 뇌혈관 질환 ■ 만성 하부 호흡기 질환 ■ 사고 ■ 당뇨 ■ 인플루엔자 및 폐렴 ■ 알쯔하이머병 ■ 콩팥염 및 콩팥증 ■ 패혈증 ■ 자살 ■ 만성 간질환 및 간경화 ■ 고혈압 및 고혈압성 콩팥 질환 ■ 파킨슨씨병 ■ 폐렴	■ 손상 ■ 선천성 기형 ■ 악성 종양 ■ 타살 ■ 심질환 ■ 자살 ■ 폐렴 및 인플루엔자 ■ 패혈증 ■ 양성 종양

Source: National Vital Statistics Report, February 28, 2005.

선별 검사

아래의 상태를 경험하거나 진단받은 적이 있는가?	
암	만성 기관지염
당뇨	폐렴
고혈압	폐기종
실신 또는 어지럼	편두통
가슴통증	빈혈
숨가쁨	위궤양
혈전	AIDS/HIV
뇌졸중	혈우병
콩팥 질환	길랑바레증후군
요로 감염	통풍
알레르기(라텍스, 음식, 약물)	갑상선 질환
천식	다발성 경화증
골다공증	결핵
류마티스열/성홍열	섬유근육통
간염/황달	임신
소아마비	탈장
두부 손상/뇌진탕	우울증
간질 또는 경련	낙상
파킨슨씨병	배뇨/배변 문제
관절염	

아래의 검사를 시행한 적이 있는가?	
X-ray	혈액 검사
컴퓨터 단층 촬영(CT)	조직 검사
자기 공명 영상(MRI)	근전도 또는 신경전도 검사
뼈 스캔	심전도 또는 심부하 검사
요 검사	수술

가정 폭력 선별 검사:
집안에서 불안하다고 느끼는가?
집에 다친 사람이 있거나 당신을 해치려고 한 사람이 있는가?

전신적 위험 징후

- 수상한 적이 없이 점차적으로 진행된 경우
- 수상에 비해 지나치게 심한 증상
- 체위, 휴식, 치료에도 증상의 변화가 없는 경우
- 충분한 시간이 지나도 증상이 지속되는 경우
- 최근 발생한 열, 오한, 야간 발한, 감염
- 뚜렷한 원인 없는 체중 소실, 창백, 오심, 어지럼, 구토, 체질 변화
- 두통, 시각적 변화
- 생체 징후 변화
- 양측성 증상
- 색소 침착 변화, 부종, 발진, 손톱 변화, 위약, 감각 마비, 저림, 타는 느낌
- 암의 병력
- 증상의 패턴 소실 : 검사시 증상 재현이 불가능함
- 40세 이상, 성별, 민족, 인종
- 야간 통증
- 진행성의 신경학적 증상
- 주기적 발현
- 피부 병변을 동반한 관절통
- Waddell signs (음성)
- Psoas 검사 = 골반 병변에 대한 검사로 누운 자세에서 30° 다리를 올리고, 엉덩관절을 굽히면서 저항을 가함; 골반 염증이나 감염시 하복부 통증이 나타나면(양성); 엉덩관절 또는 허리통증 발생시 (음성)
- Blumberg 징후 = 내장기관 질환 시 반동성 압통
- Kehr's 징후 (비장) = 심한 좌측 어깨 통증 시 (양성)
- McBurney's point 통증 = Ⓡ위앞엉덩뼈가시에서 배꼽까지 거리중 1/3지점에서의 압통 = 막창자꼬리염

주의/
경고

응급 상황의 증상 및 징후

- 수축기 혈압 180 mmHg 이상 또는 90 mmHg 미만
- 이완기 혈압 110 mmHg 이상
- 안정 시 심박수 분당 100회 이상
- 안정 시 호흡수 분당 30회 이상
- 갑작스러운 의식의 변화
- 심한 두통을 동반한 안면 통증
- 갑작스러운 가슴통증 또는 부정맥
- 복부 반사성 압통
- 흑색 변 또는 혈변

생체 징후 정상치 및 이상을 초래하는 질환

	정상치				생체 징후의 증가를 초래하는 상황	생체 징후의 감소를 초래하는 상황
	영아	소아	청소년	성인 및 노인		
체온 (T)	98.2°	98.6°	98.6°	98.6°	감염, 운동, 혈당 증가	H&H 감소, 마약성 진통제, 혈당 감소, 노화
심박수 (HR)	80–180	75–140	50–100	60–100	감염, H&H 감소, 울혈성 심부전, 혈당 증가, 만성폐쇄성폐질환, 발열, 체액 감소, 불안, 빈혈, 통증, 칼륨 감소, 운동	마약성진통제, 급성 심근경색, 칼륨 증가, 베타차단제
호흡수 (RR)	30–50	20–40	15–22	10–20	감염, H&H 감소, 통증, 혈당 증가, 불안, 급성 심근경색, 천식, 운동	마약성진통제
수축기 혈압 (SBP)	73	90	115	< 130	심장동맥질환, 불안, 통증, 운동(수축기 혈압만),	H&H 감소, 칼륨 감소, 마약성진통제, 급성 심근경색, 심장 약, 빈혈
이완기 혈압 (DBP)	55	57	70	< 85	콩팥 질환, 스테로이드, 카페인 섭취 증가	

뇌신경

신경	기능	검사
I. 후각신경 (Olfactory)	후각	눈을 감은 채 냄새를 확인
II. 시각신경 (Optic)	시각	한쪽 눈을 가리고 말초 시력 검사
III. 눈돌림신경 (Oculomotor)	안구 움직임 및 홍채 반사	말초 시력, 안구 차트, 동공 반사
IV. 도르래신경 (Trochlear)	안구 움직임	안구의 모음 및 내림 검사
V. 삼차신경 (Trigeminal)	얼굴 감각 및 저작	얼굴 감각, 이빨 앙 다물기
VI. 가돌림신경 (Abducens)	안구 움직임	안구를 중심선을 지나도록 외전 검사
VII. 얼굴신경 (Facial)	얼굴 근육 및 미각	눈을 감고 웃음; 다양한 맛을 감지–단맛, 신맛, 짠맛, 쓴맛
VIII. 속귀신경 (Vestibulocochlear (acoustic))	청각 및 균형	듣기; 양발을 붙이고 5초간 눈을 뜨기/감기
IX. 혀인두신경 (Glossopharyngeal)	연하, 음성, 구역반사	연하 및 "아" 소리내기, 설압자를 사용하여 구역반사 유발
X. 미주신경 (Vagus)	연하, 음성, 구역반사	
XI. 더부신경 (Spinal accessory)	목빗근 및 등세모근	목의 회전 및 옆으로 기울이기; 어깨 으쓱하기
XII. 혀밑신경 (Hypoglossal)	혀의 움직임	혀 내밀기 (측면 편향을 관찰)

9

피부절

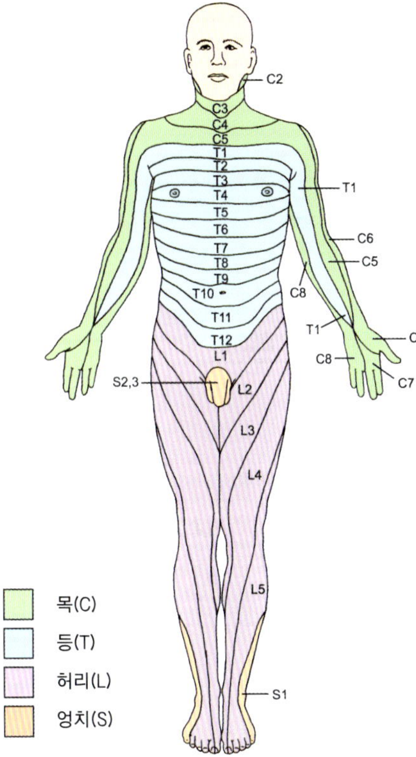

Source: Taber's Cyclopedic Medical Dictionary (2005).

주의/경고

내장 기관 지배 및 전이 양상

지배 분절	내장 기관	전이 양상
C3-5	가로막	목뼈 및 어깨 전방
T1-5	심장	목 전방, 가슴, 좌측 상지
T3/4-6/7	식도	복장밑 및 위쪽 가슴
T5-6	폐	등뼈
T6-8	지라	좌측 어깨 및 팔 상부 1/3
T6-10	위	상복부, 등뼈
	쓸개관	상복부, 등뼈 중앙부
T7-10	쓸개	우상복부, 우측 등뼈
	간	우측 등뼈 및 우측 어깨
T5/6-10/11	이자	상복부, 등뼈 하부 및 허리뼈 상부
T7-10	작은창자	등뼈 중앙부 및 배꼽
T10-11	고환/난소	하복부 및 엉치뼈
T10-12	막창자	우하복부, 배꼽
T10-L1	콩팥	갈비척추각 상후방부, 옆구리로 전이
T10-L1	자궁	허리엉치 및 등허리 접합부
S2-4	전립선	엉치뼈, 고환, 등허리 접합부
T11-L1	방광	엉치뼈 꼭대기, 두덩뼈 상부 및 허벅지 상부
T11-L1	큰창자	하복부, 허리뼈
T11-L2 S2-4	요관	갈비척추각, 샅굴부위, 두덩뼈 상부 및 허벅지 안쪽

내장 기관 전이 양상

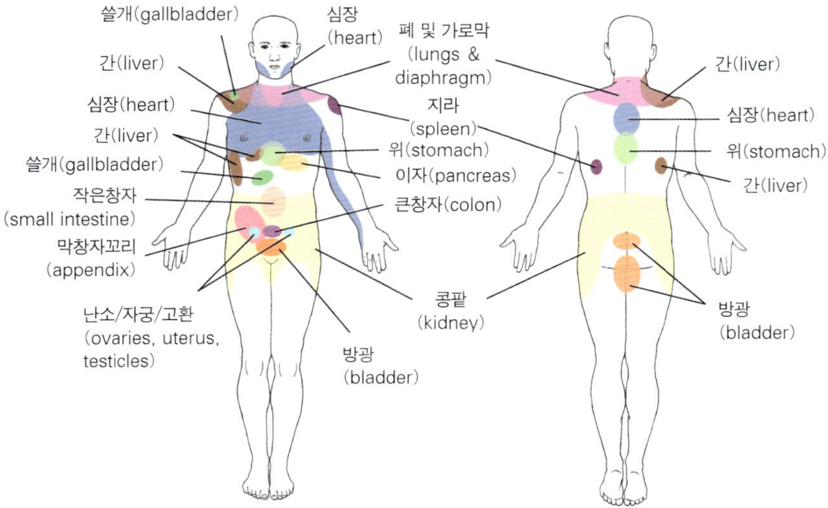
쓸개(gallbladder)
간(liver)
심장(heart)
간(liver)
쓸개(gallbladder)
작은창자
(small intestine)
막창자꼬리
(appendix)
난소/자궁/고환
(ovaries, uterus,
testicles)
심장
(heart)
폐 및 가로막
(lungs &
diaphragm)
지라
(spleen)
위(stomach)
이자(pancreas)
큰창자(colon)
콩팥
(kidney)
방광
(bladder)
간(liver)
심장(heart)
위(stomach)
간(liver)
방광
(bladder)

내장 기관 도해

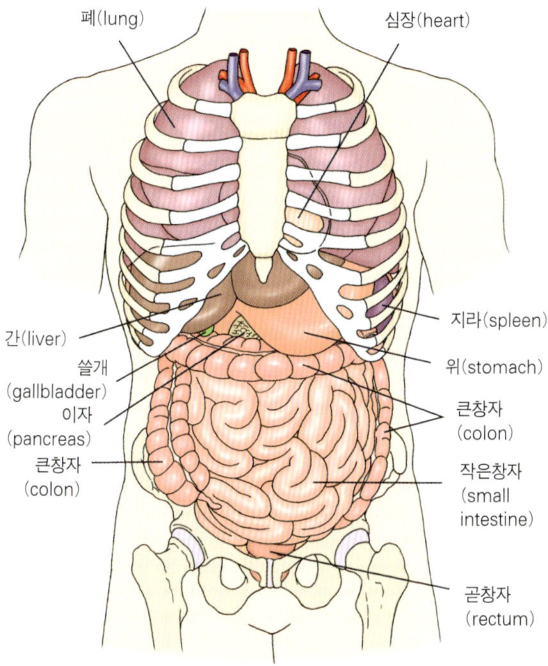
폐(lung)
심장(heart)
간(liver)
쓸개
(gallbladder)
이자
(pancreas)
큰창자
(colon)
지라(spleen)
위(stomach)
큰창자
(colon)
작은창자
(small
intestine)
곧창자
(rectum)

내장 기관 촉진

내장통은 흔히 다음에 의해 초래됨 :

- 유강 장기 확장
- 허혈
- 염증
- 근 강직
- 견인

목적 :	테크닉
종괴, 압통, 불규칙성 여부 확인	근육이나 지방 조직으로 인해 심부 촉진이 어려운 경우, 양손을 사용. 한 손을 다른 손의 위에 놓고 위에 놓인 손으로 압력을 가하면서 아래 있는 손으로 촉진

Blumberg's 징후 (내장 기관 질환에 의한 반사성 압통)

- 누운 상태에서 통증 부위에서 떨어진 곳에 손을 복부에 수직으로 놓기
- 천천히 깊숙히 누르고 잠시 머물렀다가 빠르게 손을 들어올림
- **'위험 징후'**: 놓을 때 통증시 (양성), 통증이 없으면 (음성)

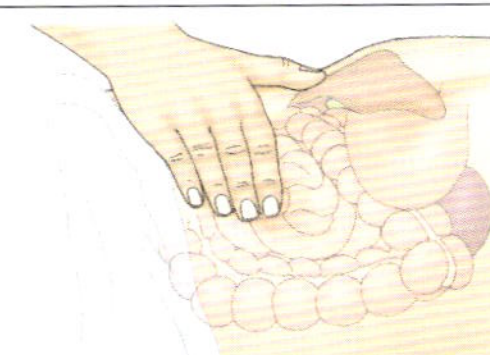

(다음 페이지 계속)

내장 기관 촉진 *(계속)*

쓸개에 대한 Murphy's 징후

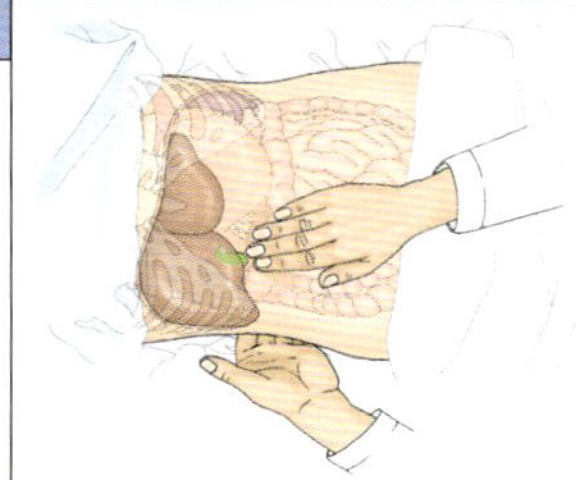

- 갈비뼈 바로 아래 우측 배곧은근에 손가락을 놓음
- 환자로 하여금 심호흡을 시킴
- '위험 징후': 갑작스러운 통증 및 복부 근육 긴장도 증가로 흡기를 멈추는 경우, 쓸개의 병변을 시사함

지라

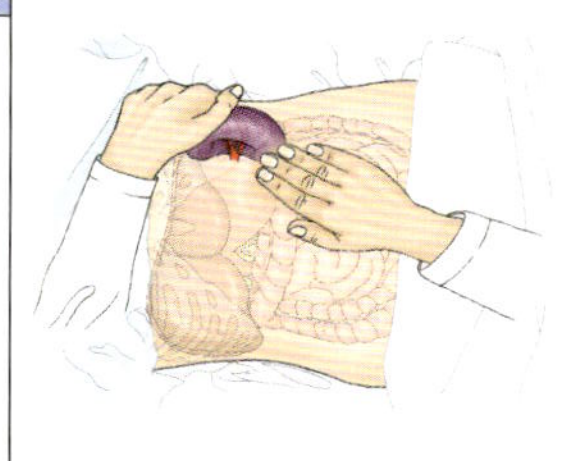

- 누운 상태에서 우측에 서서 환자 갈비뼈의 중간겨드랑선에 좌측 손을 위치
- 우측 손은 좌측 갈비모서리에 위치 (손가락은 좌측 어깨를 향하도록)
- 안으로, 위로 누름
- 환자로 하여금 복식 호흡을 하게 하면 지라의 끝 부분이 손가락으로 움직일 것임
- '위험 징후': 증상의 재현; 지라가 촉진된다면 아마도 커져 있을 것임

(다음 페이지 본문 계속)

내장 기관 촉진 *(계속)*

지라에 대한 Kehr's 징후

- 누운 상태에서 발을 침상에서 올림 (Trendelenburg 자세)
- **'위험 징후'**: 복강내 혈액이나 다른 자극제의 존재는 다리를 올리고 수 분 후에 심한 좌측 어깨 통증을 유발할 수 있음

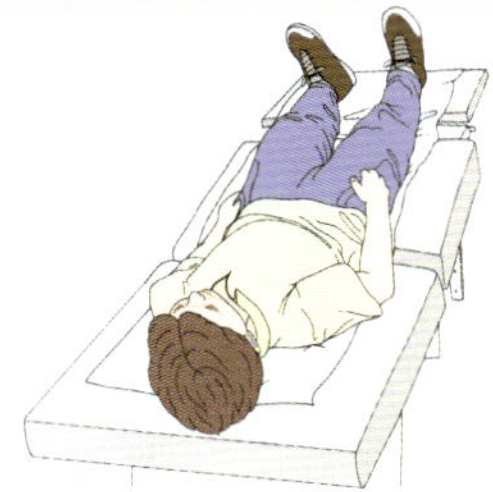

간 촉진

- 누운 상태에서 좌측 손을 환자의 11번째, 12번째 갈비뼈와 평행하게 놓고 위로 들어올림
- 우측 손은 갈비모서리, 배곧은근 우측에 놓고, (손가락은 빗장뼈를 향하도록) 가볍게 위로, 안으로 올림
- 환자로 하여금 복식 호흡을 하도록 하면, 간의 끝 부분이 손가락을 향해 움직이는 것을 느낄 수 있음
- 간의 경계를 따라 가면서 불규칙성 및 압통을 확인
- **'위험 징후'**: 증상의 재현

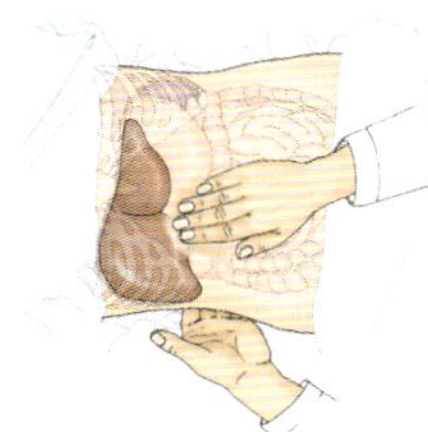

(다음 페이지 본문 계속)

내장 기관 촉진 *(계속)*

우측 콩팥

- 누운 상태에서 왼손을 환자의 몸 아래로 갈비뼈와 엉덩뼈능선 사이에 위치
- 오른손은 손가락을 좌측을 향하게 하여 우측 갈비뼈 바로 아래에 위치
- 환자로 하여금 "복식" 호흡을 하도록 하면서 손가락 사이로 우측 콩팥을 촉진하려 함
- 좌측 콩팥에 대해서는 손을 바꿔서 반복
- '위험 징후': 증상의 재현

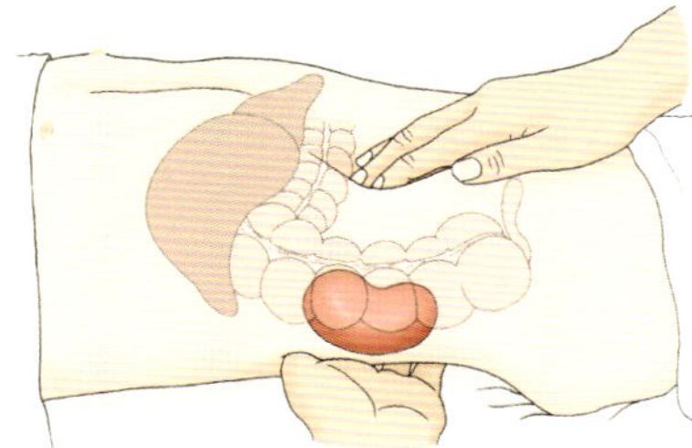

막창자꼬리에 대한 McBurney's Point

- 누운 상태에서 우측 위앞엉덩뼈가시에서 배꼽까지의 중간 지점을 확인
- 수직으로 압력을 가함
- '위험 징후': 복통 증가시 (양성)

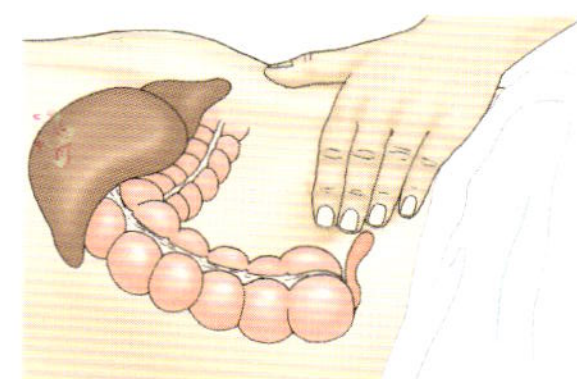

(다음 페이지 본문 계속)

내장 기관 촉진 (계속)

막창자꼬리염에 대한 Psoas 징후

- 누운 상태에서 손을 환자의 우측 무릎 위에 놓고 엉덩관절 굽힘을 저항함
- 대체 방법 : 좌측으로 누운 상태에서 우측 하지를 과다폄시킴
- '위험 징후' : 복통 증가시 (양성)

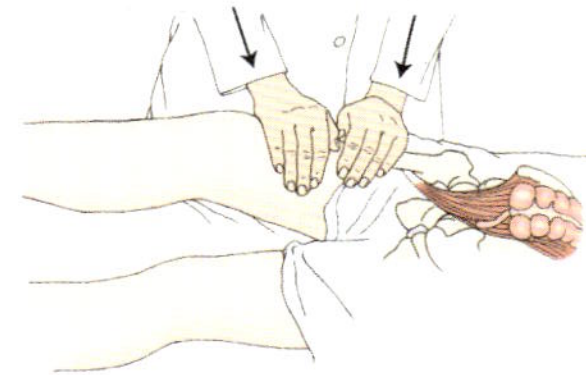

막창자꼬리염에 대한 Obturator 징후

- 누운 상태에서 환자의 무릎을 굽힌 채로 우측 하지를 들어올림
- 우측 엉덩관절을 안쪽돌림
- '위험 징후' : 복통 증가시 (양성)

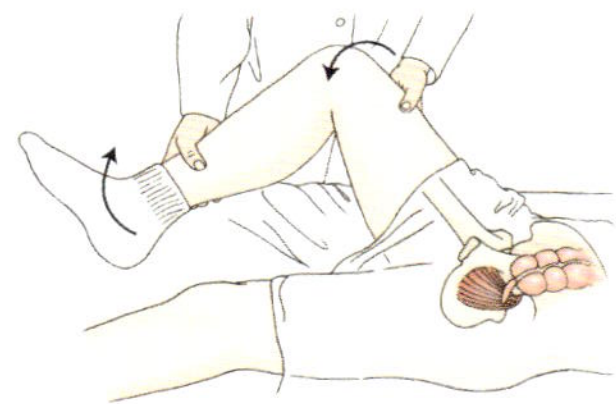

(다음 페이지 본문 계속)

내장 기관 촉진 *(계속)*

대동맥

- 누운 상태에서 엉덩이와 무릎을 굽힘
- 상복부에서 칼돌기와 배꼽의 중간 부위, 중심선에서 약간 좌측 부위를 강하고 깊숙하게 눌러서 대동맥의 맥박을 촉진
- 엄지를 한 편에, 검지와 중지를 다른 한 편에 위치
- 대동맥이 측면으로 두드러지게 팽창하는 것을 촉진 (대동맥류)
- 대체 방법 = 양손의 검지/중지를 사용
- '위험 징후': 동맥 맥박이 2cm 이상; 촉진시 허리통증; 청진시 잡음

Source: Bates B(1995); Boissonnault WG (2005); Munro J & Campbell I (2000).

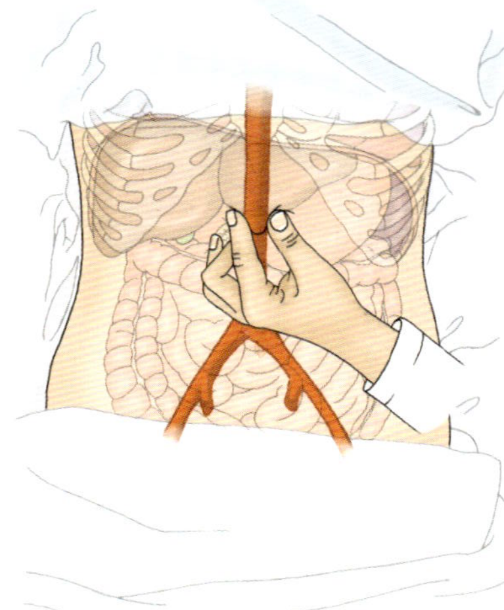

"CAUTIONS" = 암의 위험 징후

- C = 배뇨 및 배변의 변화 (Change)
- A = 6주 이내에 치유되지 않는 욕창 (A sore)
- U = 이상 (Unusual) 출혈 및 배출
- T = 두꺼워짐 (Thickening)/종괴 (유방 또는 기타 부위)
- I = 소화불량 (Indigestion) 또는 연하곤란
- O = 사마귀 또는 반점의 분명한 (Obvious) 변화
  - A = 비대칭 모양
  - B = 불규칙한 경계
  - C = 색–색조침작은 균일하지 않음
  - D = 6mm 이상의 직경
  - E = 진화 (상태 변화)
- N = 잘 낫지 않는 (Nagging) 기침 및 애성 (녹슨 철 색의 가래)
- S = 보조적 (Supplemental) 증상/징후
  - +깊은힘줄반사의 변화
  - +몸쪽 근 위약
  - +야간 통증
  - +병적 골절
  - 45세 이상

특정 장기 병변의 증상 및 징후

심장

- 가슴통증*
- 불규칙한 심박동 (두근거림)
- 호흡곤란, 앉아숨쉬기
- 졸도, 어지럼
- 갑작스러운 피로의 발생
- 말초 부종
- 차가운 손/발
- 말초 맥박 감소
- 하지 파행
- 청색 손발톱바닥

* 기존에 심장병변을 지닌 환자에서의 가슴통증은 안정성 협심증일 수 있고, 응급 처치를 요하는 위험 징후가 아닐 수 있다. 병원에 가기 전에 니트로글리세린 처방, 활동량 조절 또는 증상의 주의관찰을 먼저 시행한다.

심청진

대동맥판막 = 2번째 갈비사이공간, 복장뼈 우측

폐동맥판막 = 2번째 갈비사이공간, 복장뼈 좌측

삼첨판막 = 4번째 갈비사이공간, 복장뼈 좌측

승모판막 = 5번째 갈비사이공간, 중쇄골선상

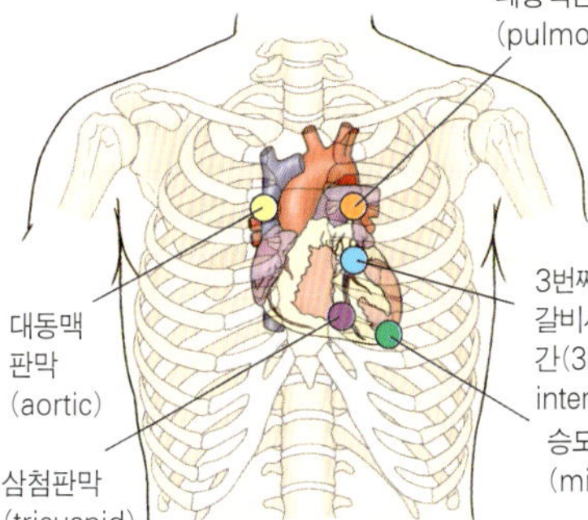

폐

- 날카롭고, 국소적인 통증
- 발열, 오한
- 차가운 공기나 운동시 악화되는 증상
- 바로 누울 때 통증의 증가; 환측으로 누울 때 통증의 감소
- 기침 (객혈 동반 가능)
- 가래
- 숨가쁨 또는 노작성 호흡곤란
- 거품소리, 쌕쌕거림, 가슴막마찰음
- 곤봉지
- 쌕쌕거림
- 심호흡시 통증
- 산소 포화도 감소
- 혈압 감소를 동반한 약하고 빠른 맥박 = 기흉
- **폐색전의 징후** : 가슴막통증, 숨가쁨, 호흡수/심박수 증가, 객혈

청진 양상

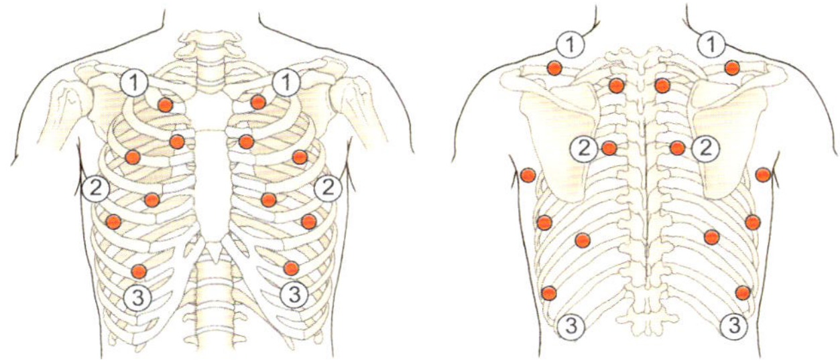

부정 호흡음(Adventitious breath sounds)

- 기관지 호흡음: 정상 호흡음에 비해 큼
- 해면상 호흡음: 깊고 공허한 소리 (병 속에서 나는 듯한 소리)
- 미세 거품소리: 들숨 말기에 들리는 튀는 소리
- 거친 거품소리: 들숨 말기에 들리며 기침시 소실됨
- 삑삑거림: 코고는 소리와 유사; 공기 흐름이 막히거나 소용돌이 침
- 거품소리: 딸칵거리는 소리, 부글거리는 소리
- 쌕쌕거림: 고음의 악기와 같은 큰 소리; 날숨 시 더 잘 들림
- 가슴막마찰음: 저음의 거친 마찰음이 들숨 말기 및 날숨 초기에 들림

간

- 우측 상복부 통증
- 체중 감소
- 복수/하지 부종
- 손목굴증후군
- 간헐적 소양증
- 위약 및 피로
- 짙은 소변/진흙색의 변
- 손가락 진전 (간성 떨림) = 아래팔을 보조한 채 손목을 편 상태로 유지할 수 없어서 발생하는 진전
- 황달/멍; 황색 공막
- 어깨뼈 사이의 등뼈, 우측 어깨, 우측 상부 등세모근, 우측 어깨밑근으로의 통증 전이
- 손바닥 홍반 (간성 손바닥)
- 백색 손톱 (분홍색이 아님)

내분비

- 관절 및 근육 통증
- 이상 감각
- 건조한 피부
- 변비
- 피로
- 호흡곤란
- 푸석푸석한 손톱 및 모발
- 냉 과민성
- 체중 변화
- 안와주위 부종
- 쉰소리
- 다음/다뇨

소화기

- 식사 및 연하에 영향을 받는 증상
- 등으로 방사되는 상복부 통증
- 혈변, 짙은변, 흑색변
- 변실금/절박증, 설사/변비
- McBureny' s point 압통
- 식사에 따라 변하는 통증
- 오심, 구토, 헛배부름
- 음식으로 증상이 완화 또는 악화될 수 있음
- 체중 감소, 식욕 감소

콩팥

- Murphy's 검사 (양성) = 콩팥 부위 타진
- 발열, 오한
- 지속적인 좌위로 악화되는 묵직한 통증
- 소변에서의 피 (혈뇨)
- 탁하거나 악취가 나는 소변
- 통증을 동반하거나 빈번한 배뇨
- 지속적 통증 (결석)
- 콩팥 부위의 허리통증
- 갈비척추각 압통
- 피부 과민, 농뇨
- 고혈압
- 출혈성 경향; 반상출혈
- 두통
- 소양증

전립선

- 하부 허리통증 또는 두덩뼈 위쪽 통증을 동반한 50세 이상의 남성
- 배뇨 시작 또는 종료시 어려움
- 배뇨 빈도의 변화; 요류의 감소
- 야간뇨, 혈뇨
- 실금/요점적
- 성기능 이상
- 전립선 혈청 항체 > 4ng/mL

부인과

- 주기적 통증
- 복부 출혈
- 오심, 구토
- 질 분비물
- 만성 변비
- 저혈압 (실혈)
- 월경 소실 및 불규칙 월경
- 기침/성교시 통증

주의/
경고

질환별 임상병리검사 수치

검사	증가	감소
적혈구	■ 적혈구증가증 ■ 콩팥질환 ■ 폐질환 ■ 심혈관질환	■ 빈혈 ■ 호치킨 백혈병 ■ 낫적혈구병
적혈구용적 (hematocrit) 및 혈색소 (hemoglobin)	■ 탈수 ■ 쇼크 ■ 만성폐쇄성폐질환 ■ 만성심부전 ■ 적혈구증가증	■ 빈혈 ■ 백혈병 ■ 갑상선 항진증 ■ 간 경화 ■ 심한 외상
백혈구	■ 급성 감염 ■ 종양 ■ 백혈구	■ 골수 질환 ■ 면역 질환 ■ 철 결핍, ETOH ■ 암 전이 ■ 바이러스성 감염, 에이즈 ■ 항암치료
적혈구침 감속도 (ESR)	■ 콩팥 질환 ■ 류마티스성 관절염, 루푸스 ■ 갑상선 질환 ■ 다발성 골수염 ■ 염증 ■ 임신	■ 만성심부전 ■ 혈청 단백질 저하 ■ 적혈구증가증 ■ 낫적혈구병
철	■ 급성 간염 ■ 콩팥증	■ 빈혈 ■ 루푸스, 류마티스성 관절염 ■ 갑상선 기능저하증 ■ 임신 3분기
혈중요산질소	■ 콩팥 질환 ■ 장 출혈 ■ 심부전 ■ 고단백 식이 ■ 탈수 ■ 스테로이드 복용	■ 임신 ■ 영양결핍 ■ 간 질환 ■ 말단비대증
크레아티닌	■ 콩팥 질환, 갑상선 기능 항진증	■ 근육량 감소 ■ 노화

(다음 페이지 본문 계속)

질환별 임상병리검사 수치(계속)

검사	증가	감소
요산	■ 통풍 ■ 관절염 ■ 콩팥돌/콩팥질환	■ 만성콩팥질환 ■ 갑상선 기능 저하 ■ 독혈증 ■ ETOH
크레아티닌 키나제	■ 심근경색 ■ ETOH ■ 골격근 질환	
젖산 탈수소효소	■ 심근경색, 폐경색 ■ 빈혈, 백혈병 ■ 암	■ 영양결핍 ■ 저혈당
GGT, ALT/ SGOT AST, SGPT	■ 간 질환 ■ 심근 손상 ■ ETOH ■ 근육 손상 ■ 종양	■ 영양결핍 ■ 비타민 B 결핍 ■ 임신 ■ 갑상선 기능 저하증
알칼리 포스파타아제	■ 성장하는 어린이 ■ 임신 ■ 뼈/간 질환 ■ 쓸개돌	■ 저인산효소증(유전질환) ■ 부신기능저하증 ■ 영양결핍
저밀도 지방단백질	■ 동맥경화 ■ 심장동맥질환	■ 우울증, 불안 ■ 폭력적 행동, 자살 ■ 출혈성 뇌졸중
고밀도 지방단백질	■ 격렬한 운동 ■ 인슐린 ■ 에스트로겐	■ 기아 ■ 비만, 갑상선 기능 저하증 ■ 흡연 ■ 당뇨, 간 질환
T4	■ 갑상선 기능 항진증 ■ 임신 ■ 피임약	■ 갑상선 기능 저하증 ■ 뇌하수체 질환

주의/ 경고

전해질 불균형				
	감소 원인	감소 증상	증가 원인	증가 증상
나트륨	■ 케톤증 ■ 이뇨제 사용 ■ 콩팥질환 ■ 심부전 ■ 구토/설사	■ 두통, 혼돈 ■ 위약, 권태 ■ 오심, 구토, 설사	■ 과도한 발한 ■ 시상하부 이상 ■ 당뇨 ■ 부신겉질 기능 항진	■ 갈증 증가; 빈뇨 ■ 건조한 피부 ■ 초조 ■ 깊은힘줄반사 및 혈압 감소 ■ 빠른맥 ■ 약하고 박동성의 맥박
칼륨	■ 구토, 설사 ■ 이뇨제 사용 ■ 코르티코 스테로이드 사용	■ 근 경련, 위약 ■ 부정맥 ■ 구토 ■ 숨가쁨 ■ 구갈, 다뇨	■ 당뇨 ■ 부신 기능저하 ■ 요폐색	■ 근 경련, 위약 ■ 오심, 설사, 소화장애 ■ 심전도 변화
칼슘	■ 비타민 D 결핍 ■ 콩팥 질환 ■ 부갑상선 기능저하	■ 감각 이상 ■ 근 경련 ■ 깊은힘줄반사 증가 ■ 정신기능 저하 ■ Chvostek 검사(양성)* ■ Trousseau 검사(양성)**	■ 부갑상선 기능저하 ■ 전이성 암 ■ 다발성 골수종	■ 근 위약; 실조 ■ 깊은 뼈 통증 ■ 고혈압 ■ 콩팥 기능 이상 ■ 심전도 상 방실 차단 ■ 오심, 구토, 변비

(다음 페이지 계속)

전해질 불균형 *(계속)*

	감소 원인	감소 증상	증가 원인	증가 증상
인	■ 부갑상선 기능항진 ■ 식이	■ 의도 떨림, 실조 ■ 감각 이상 ■ 깊은힘줄반사 감소 ■ 근 위약 ■ 관절 경직 ■ 출혈성 질환	■ 부갑상선 기능저하 ■ 갑상선 기능항진 ■ 콩팥 질환	■ 고혈압 ■ 심부하 증가 ■ 골밀도 감소 위험
마그네슘	■ 식이 ■ 당뇨 ■ ETOH	■ 부정위 운동/무도병 ■ 바빈스키 징후 (양성) ■ 안구진탕 ■ Chvostek 검사 (양성)* ■ Trousseau 검사 (양성)** ■ 고혈압, 빠른맥 (부정맥)	■ 식이	■ 설사 ■ 오심

* Chvostek 검사 = 광대활의 아래, 귀 앞쪽 얼굴의 한쪽 가볍게 두드림; 양성 검사 = 동측 얼굴근육의 수축.

**Trousseau 검사= 혈압계를 수축기혈압 이상으로 높여서 수분간 유지; 양성 검사 = 손목, 손허리손가락관절 및 엄지손가락은 굽혀지고, 나머지 손가락은 펴짐.

Source: Boissonnault WG (2005); Porth CM (1994).

비타민 결핍 증상 및 징후

비타민	결핍 증상 및 징후
A	■ 시각 이상 : 야간 시력 저하, 안구 건조증, 염증 ■ 거친/건조한 피부, 털집염, 소름 ■ 호흡/요로 감염 취약성 ■ 치아 에나멜 소실
B1 티아민	■ 피로, 초조, 수면 장애(베리베리) ■ 식욕 감퇴, 구토 ■ 근 긴장도 감소, 힘줄반사 감소, 눈떨림 ■ 말초 신경병증 및 심비대 ■ 붉고 타는 듯한 혀 ■ 하지 부종 ■ ETOH에 의한 베르니케 증후군
B2 리보플라민	■ 입술/입 주변의 균열 (구각증) ■ 피부염, 혀염 ■ 욕창, 붉은 보라색 혀 ■ 인격 변화
B3 니아신	■ 펠라그라 = 4D: 피부염(dermatitis), 설사(diarrhea), 치매(dementia), 사망(death) ■ 통증, 부종을 동반한 밝은 붉은색의 혀 ■ 두통, 어지럼
B6 피리독신	■ 빈혈, 위약, 설사, 체중 소실 ■ 초조, 우울, 혼돈, 기억 소실 ■ 항체 형성 장애, 면역 저하 ■ 콩팥돌
B12 코발라민	■ 빈혈 ■ 감염 내성 감소 ■ 신경 퇴행 ■ 하지 위치 감각 소실
C	■ 위약, 통증 (괴혈병) ■ 잇몸 부종/출혈, 코피 ■ 쉽게 멍이 듬 (점상출혈), 치유 지연 ■ 빈혈 ■ 소아 골격 발달 장애

(다음 페이지 본문 계속)

비타민 결핍 증상 및 징후 (계속)

비타민	결핍 증상 및 징후
D	■ 뼈변형 (구루병), 골감소증 ■ 갈비뼈가 복장뼈에 접합하는 부위에서의 구슬 모양의 부종
E	■ 중추신경계 변화 ■ 간 퇴행 ■ 빈혈
K	■ 출혈, 반상출혈 ■ 혈액 응고 시간 증가

당뇨의 증상 및 징후

- 배뇨 증가
- 구갈 증가
- 배고픔 증가
- 피로, 권태감
- 체중 감소
- 감각 이상 (발과 손)

혈당 이상

저혈당	고혈당
■ 혈당 < 50~60mg/dL ■ 피부가 창백하고, 차갑고, 땀이 많이 남 ■ 지남력 감소 또는 초조 ■ 두통 ■ 침침한 시야 ■ 불분명한 발화 ■ 두근거림을 동반한 빠른맥 ■ 위약/떨림 ■ 입술/혀의 마비 ■ 의식 소실	■ 혈당 > 180mg/dL ■ 피부가 건조하고 붉어짐 ■ 호흡에서 단내 ■ 침침한 시야 ■ 어지럼 ■ 위약 ■ 오심 ■ 구토 ■ 경련 ■ 배뇨 증가 ■ 의식 소실/경련

두통

통증의 종류	가능한 원인
급성	외상, 감염, 뇌혈관장애 전조증상
만성	안구 염좌, ETOH, 불충분한 환기
심한, 강렬한	뇌막염, 동맥류, 뇌종양
박동성/pulsating	편두통, 발열, 고혈압, 대동맥 부전
지속적	고혈압/항응고제 복용 병력이 있는 경우의 근 수축/근 방호 = 출혈 암시
오전 통증	부비동염, ETOH, 목뼈 퇴행성 질환, 고혈압, 수면 자세
오후 통증	안구 염좌, 근 긴장
야간	두개내 질환, 신염
이마	부비동염, 신염
관자엽	눈 또는 귀 질환, 편두통이 시각 변화를 동반한 경우 = 관자동맥염
뒤통수엽	척추원반 탈출, 안구 염좌, 고혈압
마루엽	뇌막염, 변비, 종양
얼굴	부비동염, 삼차신경통, 치아 문제, 종양
찌르는 통증	귀 막힘, 이명, 현기증 = 가운데귀
심한 통증	발열, Kernig's 징후 = 뇌막염
심한, 갑작스러운 통증	종양, 관자동맥염, 고혈압 = 거미막밑 출혈
간헐적	의식의 변동 = 경질막밑 혈종
위치성	직립 시 통증 악화 및 누울 때 감소 = 경질막 파열

시야 변화

임상 양상	가능한 병변
시력 소실	시신경염(optic neuritis), 망막 박리, 망막 출혈, 중추신경계 이상
암점	임박한 망막 박리, 불임 약물
부유물	당뇨병성 망막병증
섬광	편두통, 망막 박리
시야 소실 (그늘)	망막 박리, 출혈, 황반 변성
광과민증	홍채염, 뇌막염
시각 왜곡	망막 박리, 황반 변성/부종
희미한 빛에서 시력 소실	근시, 비타민 A 결핍, 망막 변성
칼라 시력 변화	백내장(칼라가 희미해짐), digitalis
겹보임	바깥눈근육 마비, 백내장
말초 시력 소실, 빛 주위 후광	녹내장 (고안압증)
소아에서 흐리거나 돌출된 안구	선천성 녹내장
침침한 시력	백내장

주의/
경고

암슬러-그리드

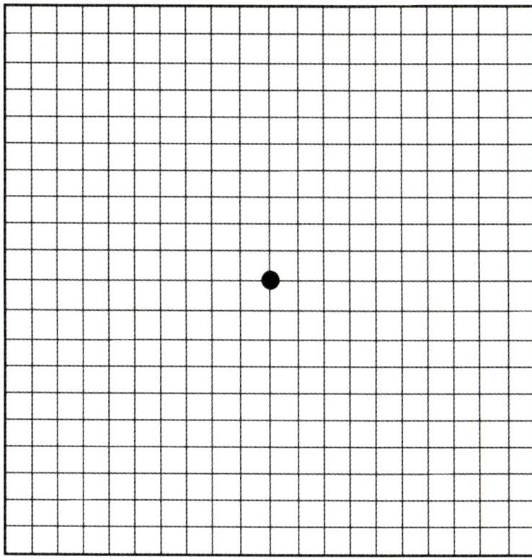

암슬러-그리드 사용 지침

- 적절한 조명하에 시력 측정
- 안경을 착용
- 정상 독서 거리 (14인치)에 그리드를 위치
- 한 번에 한 쪽씩 눈을 가림
- 항상 중앙의 점을 응시
- 각각의 눈을 검사할 때 다음의 질문을 물어봄
  - 선이 휘거나 구부러져 있는가?
  - 사각형 중에서 크기나 모양이 다른 것이 있는가?
  - 선이 구불거리거나, 빠지거나, 희미하건, 색이 다른 것이 있는가?
- 이상 소견을 안과 의사에게 보고할 것

손톱

임상 양상	가능한 병변
Beau's 손톱 (가로 융기)	전신 질환, 발열, 감염, 콩팥/간 질환에 의한 일시적인 손톱의 성장 정지
물어 뜯은	불안감
곤봉지	호흡기/심폐 병변, 갑상선, 궤양성 큰창자염, 경화, 암
흰	
Mees 선 (흰색 선)	비소 중독, 신부전
함요 (손톱박리증)	건선
붉은/갈색의 말단 손톱	신부전
붉은 반달 모양	만성심부전
스푼형	빈혈, 갑상선, 매독, 류미티스성 열
선상 출혈	외상, 세균; 심내막염, 심근경색
Terry's 손톱 (흰 띠)	간 질환, 설파 약제, 항생제
두꺼운/부스러지는	진균 감염
노란색의	기관지확장증, 갑상선 질환, 만성폐쇄성폐질환, 악성 종양, 에이즈

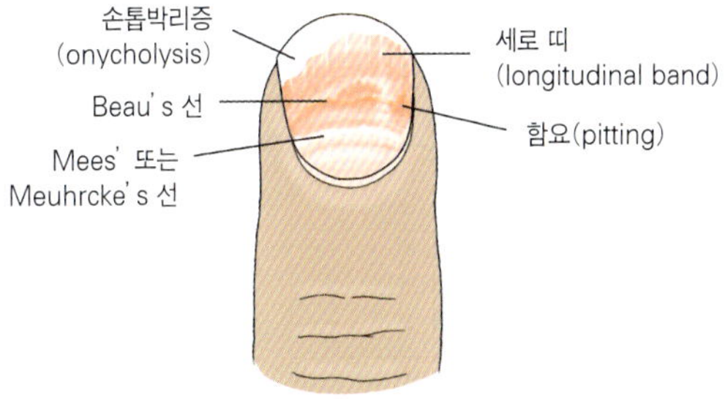

Source: From Barankin B & Freiman A (2006).

주의/
경고

피부

임상 양상	가능한 병변
황색 황달-공막	간 질환에 의한 이차적 빌리루빈 상승
손바닥/발바닥, 얼굴의 황색 카로틴혈증	뇌하수체 기능저하증, 당뇨
황색 피부 요독증	만성콩팥질환
녹황색	쓸개관 폐쇄 (빌리버딘 상승)
갈색 젖꼭지, 젖꽃판, 임신선, 외음부	임신, 애디슨씨병, 뇌하수체 종양
청동색 피부, 생식기	혈색소침착증
청색 손톱, 입술	저산소증, 추위 노출, 심질환, 혈색소 감소
청색 손가락	레이노드 현상
적청색 얼굴, 입, 손/발	적혈구 증가증
적색 얼굴, 위쪽 가슴	발열, ETOH, 염증
적색	일산화탄소 중독
오렌지색	당근의 다량 섭취
남색 탈색	괴저, 부신 기능 저하증
자색 손바닥	간 질환, 임신
자색 하지	심폐 부전
피부, 눈, 모발의 색 소실	백색증, 백반증, 어루러기

피부 질환의 위치

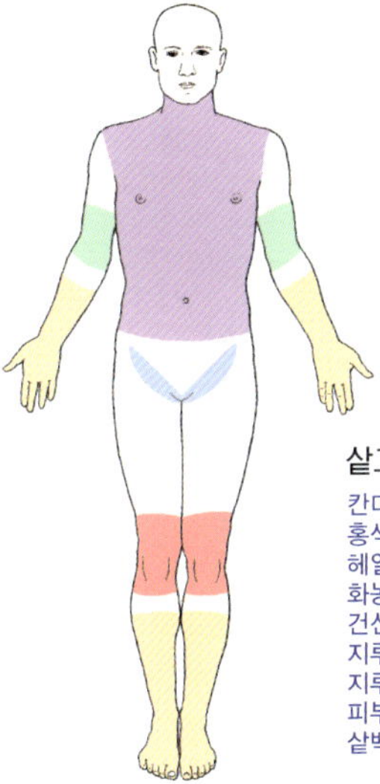

얼굴(face)

여드름
광선각화증
바닥세포암종
접촉성 피부염
피부근염
단순 포진
고름딱지증
각질가시세포종
홍반성 낭창
기미
모반
입주위피부염
장미증
사르코이드증
피지샘 증식
지루성 피부염
지루성 각화증
편평세포암
수두
백반증

사지(limbs)

아토피성 습진
수포천 유사천포창
연조직염
피부섬유종
다형홍반
고리육아종
헤노흐-쇤라인자색반
털각화증
편평태선
흑색종
모반
건선
괴저고름피부증
지루성 각화증
정체피부염
궤양
혈관염

샅고랑(groin)

칸디다피부스침증
홍색 음선
헤일리-헤일리병
화농성 땀샘염
건선
지루성 피부염
지루성 각화증
피부연성섬유종
샅백선증

생식기(genitalia)

단순 포진
편평태선
경화태선
전염물렁종
건선
옴
매독
사마귀
귀두염

(다음 페이지 본문 계속)

피부 질환의 위치 *(계속)*

몸통(trunk)
여드름
바닥세포암종
버찌혈관종
다리어병
약물발진
표피주머니
털집염
그로버병
켈로이드
지방종
흑색종
전염물렁종
국소피부굳음증
균상식육종
신경섬유종
모반
장미색잔비늘증
건선
지루성 각화증
피부연성섬유종
선
매독
몸백선증
어루러기
두드러기
수두

발(feet)
접촉성 피부염
티눈
고리육아종
손발입병
각질피부증
편평 태선
모반
손발톱진균증
발바닥사마귀
건선
무좀

머리덮개(scalp)
광선각화증
원형탈모증
남성형탈모증
피부염
표피주머니 또는 털집염
모반
이감염증
건선
지루성 피부염
편평세포암
머리백선증

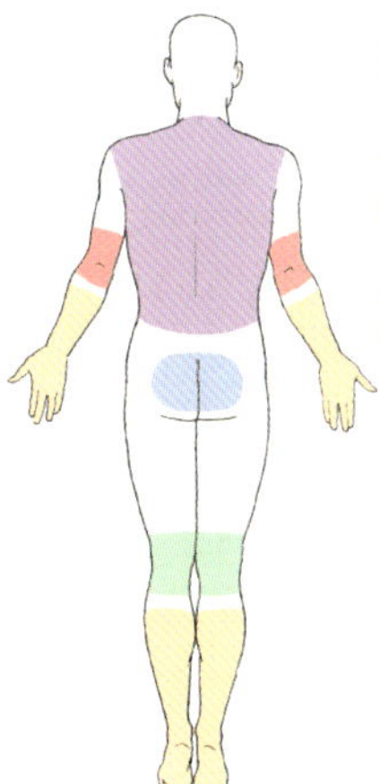

겨드랑(Axilla)
흑색가시세포증
알레르기성 접촉성 피부염
홍색 음선
헤일리-헤일리병
화농성 땀샘염
땀과다증
지루성 피부염
피부연성섬유종
몸백선증

손(hands)
광선각화증
아토피성 습진
접촉성 피부염
다형 홍반
고리육아종
손발입병
땀과다증
각질가시세포종
편평 태선
건선
옴
매독
사마귀

Source: From Barankin, B & Freiman A, (2006).

객담 분석

임상 양상	가능한 병변
흰색	기관지염, 낭성섬유증
희고, 거품이 많음	폐부종
황색-옅은 녹색	감염
녹슨 색	폐렴
악취	무산소성균 감염, 폐 농양, 낭성섬유증, 기관지확장증
객혈	폐렴, 급성 기관지염, 폐암, 결핵
끈끈한 점액	천식 발작 이후

소변 변화

임상 양상	가능한 병변
적색	토리염, 결핵, 외상, 루푸스, 콩팥 낭성 질환
오렌지/갈색	탈수, 빌리루빈 상승
짙은색	간/쓸개관 폐색, 가로무늬근융해
우유빛/원주	감염
다뇨증	당뇨
요량 감소	폐색, 요로감염, 전립선 비대증
과일향	케톤증
단백뇨	신염, 당뇨, 루푸스, 자간전증

주의: 일부 음식 및 약물로 인해 소변색이 변할 수 있음 (예를 들어, 사탕무, 대황, 항응고제, 설폰아마이드제)

배변 변화

임상 양상	가능한 병변
흑색변	상부 소화기 출혈 (150~200ml 이상의 실혈)
흑색, 점성 없음	철, 비스무스염(Pepto-Bismol), 검은 감초
선혈색-적색	큰창자-곧창자암, 큰창자 곁주머니염, 치질
옅은색	작은창자로부터의 지방 흡수 감소, 이자 질환
은빛	이자암
연필처럼 가는, 리본모양	먼쪽 큰창자/항문암

우울증의 증상 및 징후

- 슬픔: 자주/설명할 수 없는 울음
- 죄책감, 무력감, 희망이 없음
- 자살에 대한 생각
- 수면 장애
- 피로 또는 에너지 감소: 무감동
- 식욕 소실: 체중 소실/증가
- 집중, 기억, 의사 결정의 어려움

통증 평가

Waddell 비기질적 징후

징후	서술(description)
압통 - 표면 또는 비해부학적	압통은 특정 구조와 연관되지 않음. 이는 표면적(넓은 부위에 약하게 꼬집어도 통증을 호소)일 수도 있고, 넓은 부위에서의 심부 압통(여러 분절에 걸쳐서 존재)일 수도 있음.
자극 검사- 회전하면서 수직 부하	이들 검사는 고객으로 하여금 진단 검사를 시행하고 있다는 인상을 주게 됨. 머리 끝에 약한 압력을 수직으로 가하거나 어깨는 수동적으로 돌리고 골반을 같은 방향으로 돌리면 허리통증을 유발함.
이완검사 - 하지직거상법	하지직거상법의 (양성) 반응은 다른 위치에서 검사시 확진됨. 앉은 자세에서 발바닥반사를 검사해서, 누워서 하지직거상법을 시행했을 때 보다 다리를 더 높게 들 수 있음.
국소 장애- 위약 또는 감각 이상	감각 또는 운동 이상이 신체의 전반에 걸쳐 나타나며 해부학적 관계로는 설명되지 않는 경우. 이는 여러 주 근육군의 근력을 검사할 때 환자가 갑자기 힘이 빠지거나 톱니바퀴형 저항을 나타낼 때, 또는 피부분절과 무관한 양상으로 감각 저하를 나타낼 때 확인할 수 있음.
과잉반응	음성이나 얼굴 표정, 근 떨림, 발한, 무너짐, 관련 부위를 문지름, 감정적 반응 등을 통해 과도한 반응이 나타나는 경우

주의: 상기 3개 이상의 항목에서 양성으로 나타날 경우 Waddell 검사 양성임

Source: Waddell G.(1980).

주의/
경고

Ransford 통증 도표

통증 부위 및 종류를 표시할 것. 아래 심볼을 사용하여 통증을 서술할 것. 현재의 손상이나 상태와 무관한 통증 부위는 표시하지 말 것.

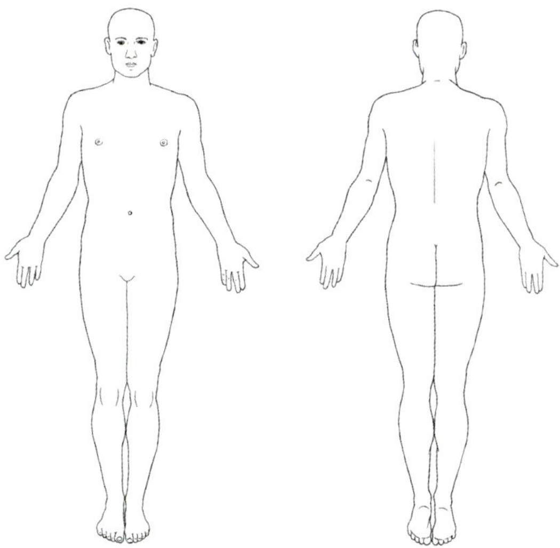

///	칼로 찌르는 듯한 통증	XXX	타는 듯한 통증
000	바늘로 쑤시는 통증	= = =	마비된 느낌

Source: From Gulick, D (2005).

Ransford 점수 체계:

- 비현실적인 도표 (다음 중 2개 이상인 경우)
  - 하지 전체 통증
  - 하지 앞쪽의 통증
  - 정강뼈 앞쪽의 통증
  - 다리 뒤쪽 및 무릎 통증
  - 넙다리 둘레 통증
  - 가쪽 하지 전체 통증
  - 양측성 발 통증
  - 발 둘레 통증
  - 무릎 앞쪽 및 발목 통증
  - 하지 전체에 산재된 통증
  - 복부 전체 통증
- "확대" 또는 "과장"된 통증 도표 (1~2점)
  - 허리통증이 엉덩뼈능선, 샅고랑, 샅 앞쪽으로 방사되는 경우
  - 도표를 벗어난 통증
- 추가적인 설명, 원, 선, 화살표 (각 1점)
- 도표상 표기된 통증 (작은 부위는 1점, 큰 부위는 2점)

해석: 3점 이상의 경우 통증 지각에 있어 심리적인 요소의 영향이 동반됨을 의미함

점수:

Source: Ransford AO, cairns D, & Mooney V (1976).

주의/
경고

약식 McGill 통증 설문지

지시사항: 다음의 통증에 대한 서술을 읽고 각 항목별로 통증의 정도를 숫자로 표시할 것:

1=전혀 없음　2=경도　3=중등도　4=중증

점수	항목
	박동성의
	쏘는 듯한
	칼로 찌르는 듯한
	날카로운
	쥐어짜는
	에는 듯한
	타는 듯한
	아픈
	무거운
	누르면 아픈
	자르는 듯한
	지치게 하는
	넌더리나게 하는
	두려운
	지독한

총 점수: ________

점수가 높을 수록, 통증의 정도가 심함.

Source: Melzack R (1983); Melzack R (1987).

현재 통증 강도 지표

지시사항: 아래의 기술을 사용하여 현재 통증의 정도를 나타낼 것.

0 = 통증이 없음
1 = 경도의
2 = 불편한
3 = 괴로운
4 = 끔직한
5 = 극심한

물질 남용

담배와 연관되어 위험이 높은 병변

- 심장동맥질환, 폐동맥질환, 만성폐쇄성폐질환
- 약시
- 구강암
- 폐암
- 소화성궤양
- 작은 아기; 산과적 또는 불임 문제
- ↑방광암
- ↑콩팥암
- ↑유방암
- ↑자궁목암(♀)
- 중독
- 허리통증의 회복 지연
- 인슐린 흡수 장애
- 조기 노화
- **소아 흡연자** = 호흡기 질환, 귀 감염, 방화 위험 증가

Source: American Cancer society (1999); Munro J & Campbell I (2000).

카페인과 연관되어 위험이 높은 병변

- 혈당, 혈중 지방, 혈압 상승
- 중추신경계 자극–떨림, 초조, 불안
- 불규칙적인 심박동
- 요 칼슘 및 마그네슘 이온 소실 증가 (뼈의 무기질 감소)
- 위산 분비 증가
- 수면 장애– 불안 및 우울
- 월경 전 증후군 증상 증가

Source: Andrews University Nutrition Department.

카페인 함량 (mg)

- 커피 = 110–150
- 디카페인 커피 = 2–5
- 홍차 = 9–50
- 코코아 = 6–35
- 일상 식사 – 마운튼 듀, Mello Yellow, TAB, 코카콜라, 펩시콜라, Mr.Pibb, 닥터 페퍼 = 36–54
- 레드불 = 80
- 아나신 = 32
- 엑서드린 = 65
- 미돌 = 32
- 덱사트림 = 200
- 다르본 복합제 = 32
- 비바린 = 200
- 노도즈 = 100

Source: Gatorade Sports Science Institute (1990).

물질 남용 설문	네	아니오
1. 1주일 정도 금주를 하려고 결정하였지만 수일 동안만 금주한 적이 있는가?		
2. 타인이 당신의 음주에 대해 간섭하지 말기를 바라는가?		
3. 술의 종류를 바꿈으로써 취하지 않으려고 시도한 적이 있는가?		
4. 지난 1년간 잠에서 깨어나 숙취술을 마신 적이 있는가?		
5. 음주를 하면서 문제를 일으키지 않는 사람을 부러워하는가?		
6. 지난 1년간 음주로 인해 문제를 야기한 적이 있는가?		
7. 음주로 인해 가정에서 문제를 야기한 적이 있는가?		
8. 파티에서 충분히 마시지 못해 추가적인 음주를 한 적이 있는가?		
9. 취하지 않으려 해도 취하지만, 언제든지 원하면 금주를 할 수 있다고 스스로에게 말하는가?		
10. 음주로 인해 직장 또는 학교에 빠진 적이 있는가?		
11. 필름이 끊긴 적이 있는가?		
12. 음주를 하지 않으면 삶이 더 나타질 것이라고 생각한 적이 있는가?		
4항목 이상에서 "예"를 선택했다면, 물질 남용에 대해 상담을 필요로 함		
Source: Is AA for you? (1973).		

알콜과 연관된 질환의 위험성

- 알콜성 치매
- 낙상에 의한 경질막밑 혈종
- 금단에 의한 경련
- 알콜떨림섬망
- 심근병증
- 고혈압
- 간 경화
- 이자염
- 듀피트렌 구축
- 근육병
- 말초 신경병증

Source: Munro J & Campbell I (2000).

비만과 연관된 병변의 위험성

- 동맥경화, 고혈압, 뇌혈관장애 및 심근경색
- 수면 무호흡
- 저환기 및 노작성 숨가쁨
- 쓸개돌
- 당뇨
- 역류
- 퇴행성관절염
- 임신선 및 정맥류
- 불임
- 체위부종

체중 질량 지수 (BMI)

$$\frac{\text{체중 (파운드)} \times 700}{[\text{콩팥 (인치)}]^2} = \text{BMI}$$

BMI	분류(classification)
<18	저체중(underweight)
18–25	정상(normal)
26–29	과체중(overweight)
30–39	비만(obese)
≥40	병적 비만(morbid obesity)

주의 : BMI는 비만과 연관된 건강 위험의 가능성을 측정하는 간단한 방법이다. BMI는 콩팥에 대한 체중을 나타내며 체 성분은 고려하지 않는다. 비만의 평가에 있어서 가장 좋은 방법은 수중 체중을 통한 체 지방 비율을 측정하는 것이다.

성장 도표

■ 소아 머리 둘레-여성

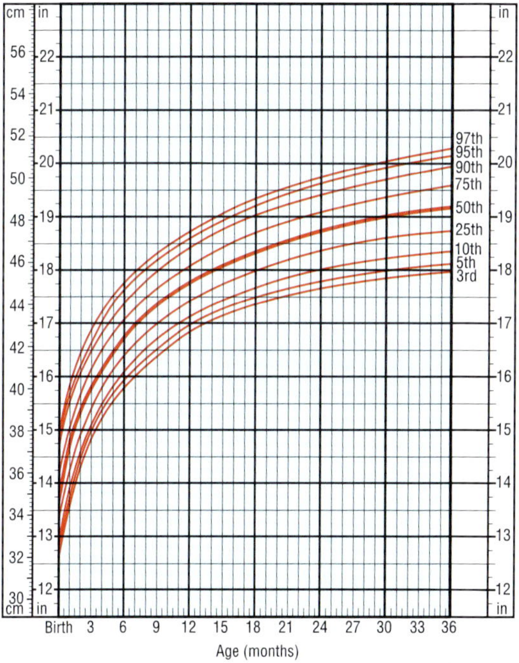

SOURCE: Developed by the National Center for Health Statistics in collaboration with the National Center for Chronic Disease Prevention and Health Promotion (2002).

Center for Disease Control

Source: http://www.kidsgrowth.com/stages/viewgrowthcharts.cfm?id=GH036

성장 도표(계속)

■ 소아 신장 도표－여성: 생후부터 36개월까지

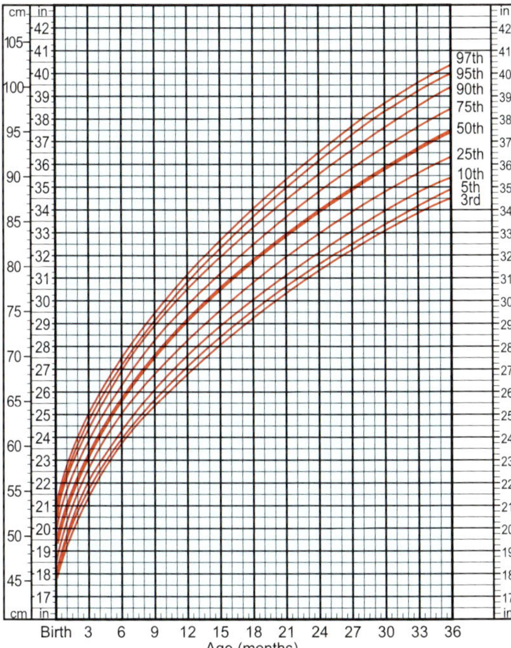

SOURCE: Developed by the National Center for Health Statistics in collaboration with the National Center for Chronic Disease Prevention and Health Promotion (2002).

Center for Disease Control

Source: http://www.kidsgrowth.com/stages/viewgrowthcharts.cfm?id=GH036

성장 도표(계속)

■ 소아 체중 도표-여성: 생후부터 36개월까지

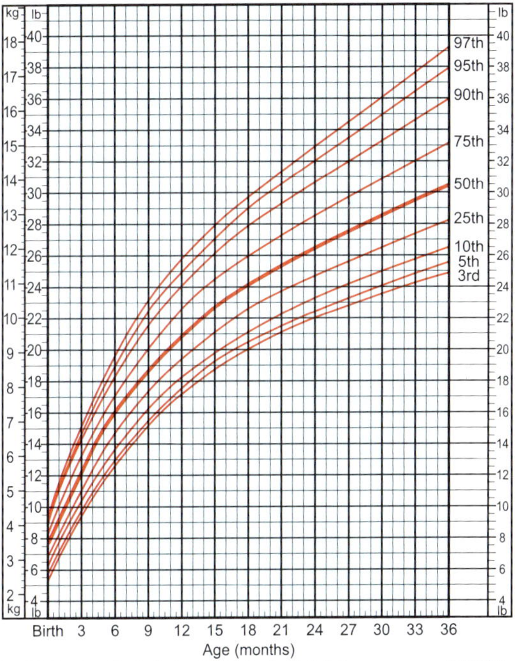

SOURCE: Developed by the National Center for Health Statistics in collaboration with the National Center for Chronic Disease Prevention and Health Promotion (2002).

Center for Disease Control

Source: http://www.kidsgrowth.com/stages/viewgrowthcharts.cfm?id=GH036

성장 도표(계속)

■ 소아 머리 둘레–남성

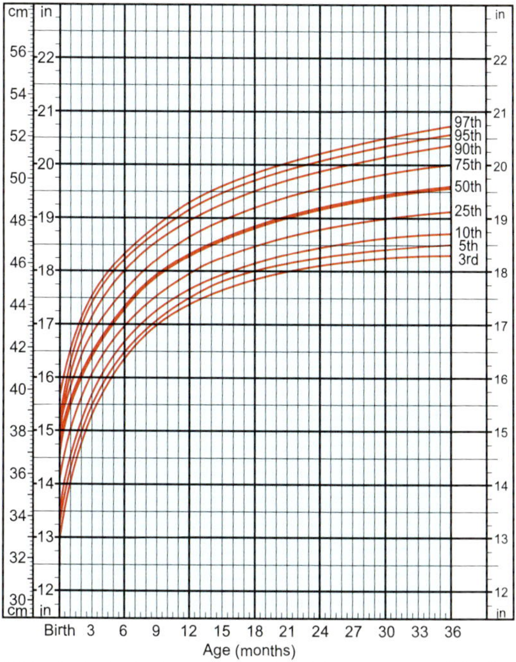

SOURCE: Developed by the National Center for Health Statistics in collaboration with the National Center for Chronic Disease Prevention and Health Promotion (2002).

Center for Disease Control

Source: http://www.kidsgrowth.com/stages/viewgrowthcharts.cfm?id=GH036

성장 도표(계속)

■ 소아 신장 도표–남성: 생후부터 36개월까지

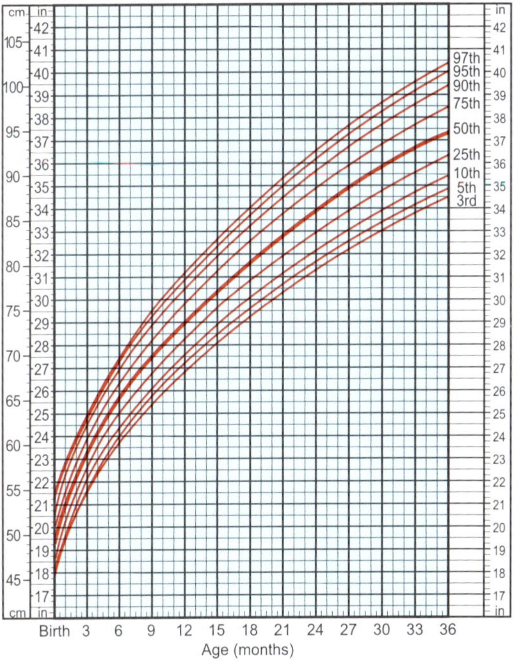

SOURCE: Developed by the National Center for Health Statistics in collaboration with the National Center for Chronic Disease Prevention and Health Promotion (2002).

Center for Disease Control

Source: http://www.kidsgrowth.com/stages/viewgrowthcharts.cfm?id=GH036

성장 도표(계속)

■ 소아 체중 도표-남성: 생후부터 36개월까지

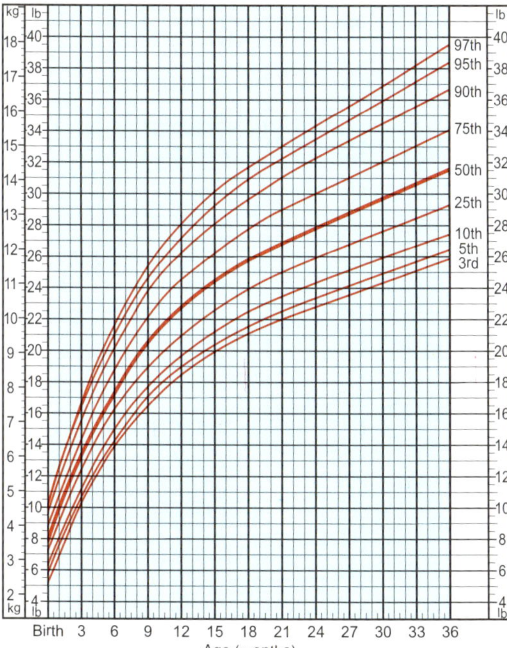

SOURCE: Developed by the National Center for Health Statistics in collaboration with the National Center for Chronic Disease Prevention and Health Promotion (2002).

Center for Disease Control

Source: http://www.kidsgrowth.com/stages/viewgrowthcharts.cfm?id=GH036

성장 도표(계속)

■ 소아 신장 도표-여성: 2세부터 20세까지

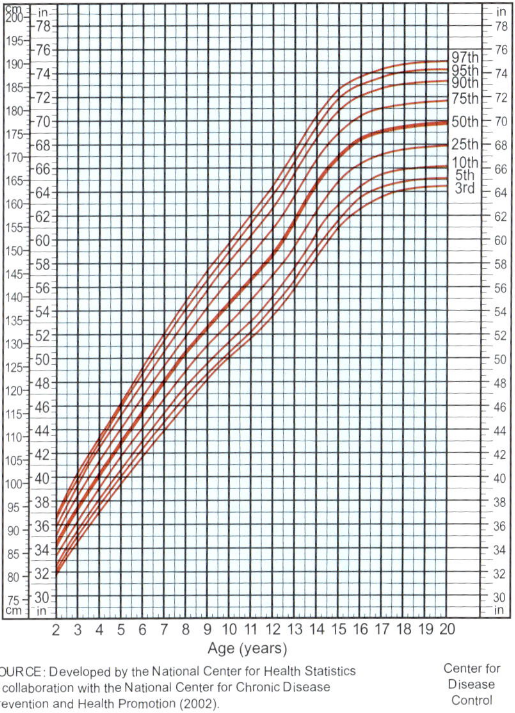

Source: http://www.kidsgrowth.com/stages/viewgrowthcharts.cfm?id=GH036

성장 도표(계속)

■ 소아 체중 도표－여성: 2세부터 20세까지

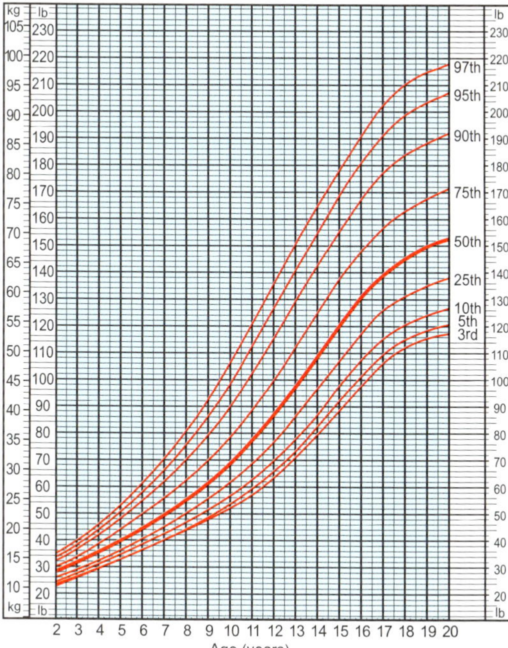

SOURCE: Developed by the National Center for Health Statistics in collaboration with the National Center for Chronic Disease Prevention and Health Promotion (2002).

Center for Disease Control

Source: http://www.kidsgrowth.com/stages/viewgrowthcharts.cfm?id=GH036

성장 도표(계속)

■ 소아 신장 도표–남성: 2세부터 20세까지

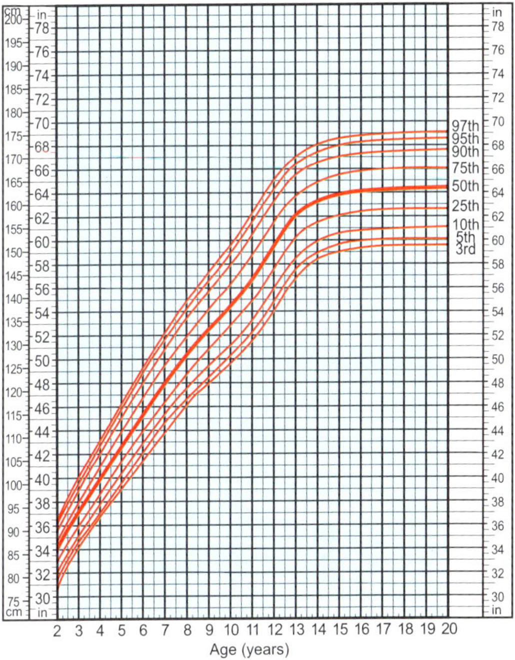

SOURCE: Developed by the National Center for Health Statistics in collaboration with the National Center for Chronic Disease Prevention and Health Promotion (2002).

Center for Disease Control

Source: http://www.kidsgrowth.com/stages/viewgrowthcharts.cfm?id=GH036

성장 도표(계속)

■ 소아 체중 도표–남성: 2세부터 20세까지

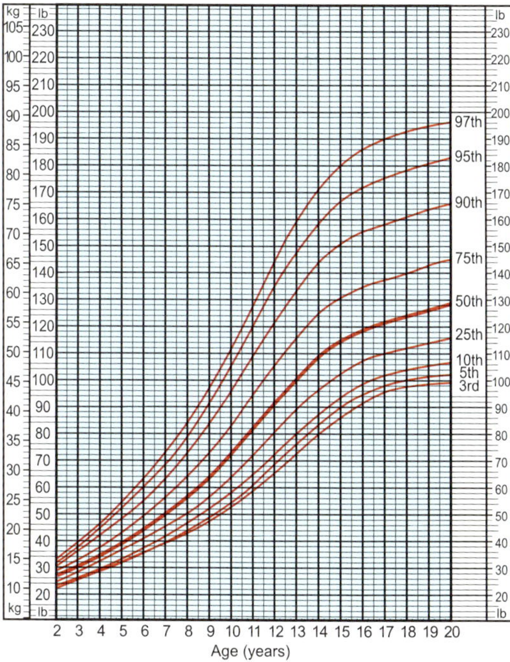

SOURCE: Developed by the National Center for Health Statistics in collaboration with the National Center for Chronic Disease Prevention and Health Promotion (2002).

Center for Disease Control

Source: http://www.kidsgrowth.com/stages/viewgrowthcharts.cfm?id=GH036

소아 생체 증후

	심박동수	호흡수	수축기혈압
신생아기 (1세 미만)	100-160	30-60	>60
유아기 (1~3세)	90-150	24-40	>70
학령전기 (4~5세)	80-140	22-34	>75
학령기 (6~12세)	70-120	18-30	>80

		수축기혈압(mm Hg) ♂			이완기혈압(mm Hg) ♂		
		신장 백분율			체중 백분율		
나이	혈압 백분율	5th	50th	95th	5th	50th	95th
1	50th 95th	80 98	85 103	89 106	34 54	37 56	39 58
2	50th 95th	84 101	88 106	92 110	39 59	42 61	44 62
3	50th 95th	86 104	91 109	95 113	44 63	46 65	48 67
4	50th 95th	88 106	93 111	97 115	47 66	50 69	52 71
5	50th 95th	90 108	95 112	98 116	50 69	53 72	55 74
6	50th 95th	91 109	96 114	100 117	53 72	55 74	57 76
7	50th 95th	92 110	97 115	101 119	55 74	57 76	59 78
8	50th 95th	94 111	99 116	102 120	56 75	59 78	61 80
9	50th 95th	95 113	100 118	104 121	57 76	60 79	62 81
10	50th 95th	97 115	102 119	106 123	58 77	61 80	63 82

		수축기혈압(mm Hg) ♀			이완기혈압(mm Hg) ♀		
		신장 백분율			체중 백분율		
나이	혈압 백분율	5th	50th	95th	5th	50th	95th
1	50th 95th	83 100	86 104	90 107	38 56	40 58	42 60
2	50th 95th	85 102	88 105	91 109	43 61	45 63	47 65
3	50th 95th	86 104	89 107	93 110	47 65	49 67	51 59
4	50th 95th	88 112	91 108	94 112	50 68	52 70	54 72
5	50th 95th	89 107	93 110	96 113	52 70	54 72	56 74
6	50th 95th	91 108	94 111	98 115	54 72	56 74	58 76
7	50th 95th	93 110	96 113	99 116	55 73	57 75	59 77
8	50th 95th	95 112	98 115	101 118	57 75	58 76	60 78
9	50th 95th	96 114	100 117	103 120	58 76	59 77	61 79
10	50th 95th	98 116	102 119	105 122	59 77	60 78	62 80

발달 반사-원시/척수

반사	자극	발현	통합*
교차 신전	발의 볼을 강하게 자극	28주 임신	1~2개월
굴곡 도피	발 바닥을 강하게 자극	28주 임신	1~2개월
젖찾기	볼을 만짐	28주 임신	3개월
빨기-삼킴	입에 물체를 댐	28주 임신	2~5개월
견인	상지를 잡고 당김	28주 임신	2~5개월
모로	위치 변화로 상지를 폄/벌림	28주 임신	5~6개월
발바닥 파악	발의 볼에 압력	28주 임신	9개월
갈란트	등을 긁으면 신생아가 몸을 돌림	32주 임신	2개월
양성 지지	발을 닿게 하면 뻣뻣해지면서 체중 지지	32주 임신	1~2개월
자발적 보행	누워서 보행하는 움직임	37주 임신	2개월
긴장성 미로	엎드린자세 = 굽힘 증가, 누운자세 = 폄 증가	태생	6개월

***통합**은 반사가 더 이상 지배적이지 않은 시기로 정의됨. 반사성 자세는 새로운 기술이나 스트레스를 받는 상황에서는 지속될 수 있음

발달 반사-긴장성/뇌간

반사	자극	발현	통합*
비대칭 긴장성 목반사	머리 회전 = 펜싱 자세	생후~2개월	4~6개월
손바닥 파악	손바닥에 압력	생후~2개월	4~6개월
미로성 머리 정위	몸통을 기울일때 머리의 움직임	32주	5~6개월
란다우	엎드린자세-등을 구부려 머리를 듬	3~4개월	12~24개월
대칭 긴장성 목반사	목 굽힘/폄	4~6개월	10~12개월
목 정위	머리 회전 = 몸통 회전	4~6개월	5세
몸통 정위	몸통 회전	4~6개월	4~5세
본능적 파악	손바닥을 누르면 주먹을 쥠	4~11개월	Life
경사-엎드린자세	기울이면 몸통을 정렬	6개월	Life
방어 폄-앞쪽	지지면 밖의 무게중심에 상지가 반응	6~7개월	Life
방어 폄-옆쪽	지지면 밖의 무게중심에 상지가 반응	7개월	Life
경사-누운자세	기울이면 몸통을 정렬	7~8개월	Life
경사-앉은자세	기울이면 몸통을 정렬	7~8개월	Life
방어 폄-뒤쪽	지지면 밖의 무게중심에 상지가 반응	9~10개월	Life
경사-네발기기	기울이면 몸통을 정렬	9~12개월	Life
경사-선자세	기울이면 몸통을 정렬	12~21개월	Life
방어 비틀거림	지지면 밖의 무게중심에 하지가 반응	15~18개월	Life

***통합**은 반사가 더 이상 지배적이지 않은 시기로 정의됨. 반사성 자세는 새로운 기술이나 스트레스를 받는 상황에서는 지속될 수 있음

발달 이정표

나이	신체	감각/인지
1개월	■ 반사적 움직임 ■ 손을 얼굴에 가져감 ■ 머리를 잠깐 들어올림	■ 청각이 성숙함 ■ 8~12인치 거리에 집중함
2개월	■ 머리를 들어올림 ■ 주먹을 쥠	■ 미소를 보임 ■ 눈을 따라감 ■ "아", "우" 소리를 냄
3개월	■ 엎드린 자세에서 옆으로 돌림 받쳐주면 앉아 있음 ■ 양손을 모음 ■ 누워서 몸을 좌우로 흔들거나 발로 참 ■ 물체를 잡으려 손을 뻗음 ■ 장난감을 잡고 흔듬 ■ 주먹을 쥐었다 폄 ■ 발이 바닥에 닿아있으면 밀어냄	■ 배고픔, 두려움, 불편함을 나타내기 위해 울음 ■ 안아주기를 기대함 ■ 색깔이 있는 방향으로 돌림
4개월	■ 누운자세에서 옆으로 돌림 ■ 엎드린 자세에서 팔로 상체를 지지함 ■ 머리를 똑바로 유지	■ 자음을 만듬 ■ 웃음
5개월	■ 누운자세에서 엎드린 자세로 돌림 ■ 발가락을 가지고 놈	
6개월	■ 물체를 잡으려 뻗어서 잡음 ■ 병을 쥐려함 ■ 양손으로 장난감을 움직임 ■ 당겨서 앉음 ■ 상지 지지하에 앉음 ■ 구르기 ■ 서서 발을 구름	■ 숟가락을 대면 입을 벌림 ■ 옹알이 ■ 웃음 ■ 거울 보고 미소를 보임 ■ 익숙한 얼굴을 인지함 ■ 까꿍 놀이
8개월	■ 당겨서 일어섬 ■ 지지없이 앉음 ■ 손과 입으로 탐색 ■ 긁듯이 잡음	■ 낯 가림 ■ 표현에 대해 반응함 ■ 움직이는 물체를 응시

(다음 페이지 본문 계속)

발달 이정표 *(계속)*

나이	신체	감각/인지
9개월	■ 가구 붙잡고 이동 ■ 성숙된 네발 기기	■ 컵으로 마심 ■ 스스로 먹으려고 시도함 ■ 숨겨둔 물체를 찾으려함
12개월	■ 혼자 걷거나 한 손 잡고 걸음 ■ 걸을 때 자주 넘어짐 ■ 한 손가락을 가리킴 ■ 양말을 벗음 ■ 배밀이 ■ 손/무릎으로 기기 ■ 네발기기 자세를 취함	■ 컵으로 잘 마심 ■ 타인을 알아봄 ■ 부모가 떠나면 울음 ■ “엄마”, “아빠” 말함 ■ 음악에 대해 움직이면서 반응
18개월	■ 책장을 넘김 ■ 인형을 들고 다님 ■ 블럭을 두 개 쌓음 ■ 모자, 양말, 장갑을 벗음 ■ 크래용으로 그림 ■ 뒤뚱거리며 뜀 ■ 제자리에서 점프	■ 숨겨둔 물체를 찾으려함 ■ 1단계 명령을 수행함 ■ 8~10 단어 어휘 ■ 물건을 가리키거나 요구함
24개월	■ 넘어지지 않고 장난감을 집어올림 ■ 뒤로 걸음 ■ 도와주면 계단을 올라감 ■ 공을 참 ■ 걸으면서 장난감을 당김 ■ 낙서하기 ■ 가구를 타고 올라감 ■ 공을 던지고 굴림 ■ 숟가락으로 떠 먹음	■ 2~3단어 문장 ■ 부모를 흉내냄 ■ 동물 인형을 살아있는 듯 대함 ■ 신체 일부를 물어보면 가리킴 ■ 책을 반복적으로 보는 것을 즐김 ■ 종종 화냄

(다음 페이지 본문 계속)

발달 이정표 *(계속)*

나이	신체	감각/인지
3세	■ 기어올라감 ■ 발을 번갈아 계단을 오르내림 ■ 달리기 ■ 세발자전거 타기 ■ 넘어지지 않고 구부림 ■ 한 번에 한 페이지씩 넘김 ■ 연필을 정확히 쥠 ■ 항아리를 열고 닫음 ■ 블럭을 여섯 개 쌓음 ■ 핸들을 돌림	■ 2-3 단계 명령 수행 ■ 4~5단어 문장 사용 ■ 감정 표현 ■ 부모와 떨어짐 ■ 색/모양으로 분류 ■ 가장하기 ■ 기계적 장난감 가지고 놀기 ■ 돌기
4세	■ 한 발로 뛰기 ■ 공을 머리 위로 던짐 ■ 공을 잡고, 튀김 ■ 가위를 사용함 ■ 원/사각형을 그림 ■ 일부 글자를 따라 그림 ■ 옷을 입고 벗음	■ 색 이름 대기 ■ 숫자 세기 시작 ■ 문제 해결 시작 ■ 괴물을 상상 ■ 분쟁 시 해결책을 협상
5세	■ 한 발로 10초 동안 서 있음 ■ 공중제비 ■ 몸을 휙 움직이며, 기어 올라감 ■ 건너뛰기 ■ 사람을 그림 ■ 일부 숫자를 씀 ■ 포크와 숫가락을 사용 ■ 대소변 가림	■ 10 이상 세기 ■ 4가지 색 이상 알기 ■ 5단어 이상의 문장 구사 ■ 교우 관계 형성 ■ 규칙에 대해 수긍 ■ 노래하고 춤추기 ■ 성에 대해 인지 ■ 감정 표현

보행 성숙

9~15개월

- 양팔을 들기
- 엉덩관절 굽힘, 벌림, 바깥돌림
- 안굽이무릎
- 평발
- 뒷꿈치 접촉 없음
- 넓은 지지면
- 몸통 회전 없음
- 측면 체중 전달
- 제한된 한 다리 서기

18~24개월

- 뒷꿈치 닿기 시작하나 밀기는 여전히 약함
- 몸통 회전 증가
- 보폭 증가
- 안굽이무릎 감소
- 팔 흔들기 시작

3~4세

- 경도의 안굽이무릎
- 골반 회전 증가
- 체중 이동 두드러짐
- 지지면 = 골반폭

6~7세

- 반대편 팔 흔들기
- 좁은 지지면
- 뒷꿈치 닿기 및 밀기
- 수평 이동 > 수직 이동

직립 균형 기준

직렬 보행

눈뜰 때 = 29 ± 2초 눈감을 때 = 23 ± 10초

한 다리 서기

눈뜰 때 = 28 ± 4초 눈감을 때 = 13 ± 10초

Source: Gagnon I, Swaine B, Friedman D & Forget R (2004); Atwater SW, Crowe TK, Deitz JC & Richardson PK (1990).

소아 균형 척도

모든 부분에서 3번 시행했을 때 아이의 수행에 가장 가까운 반응을 한 가지 표시하기:

1. 앉았다 일어나기 – "팔을 들고 일어 서기" – 손을 사용하지 않고 혼자 서서 안정화할 수 있음 – 손을 사용하여 독립적으로 설 수 있음 – 손을 사용하여 수차례 시도 후에 설 수 있음 – 서거나 안정화하는데 약간의 도움이 필요함 – 서기 위해서 중등도 또는 최대의 도움이 필요함	**2. 일어서 있다가 앉기** – "손을 사용하지 않고 천천히 앉음" – 손을 약간만 사용하여 안전하게 앉음 – 손을 사용하여 내려가는 것을 조절 – 내려갈 때 다리 뒤를 의자에 기대야 함 – 독립적으로 앉을 수 있지만 내려갈 때 조절이 잘 안됨 – 앉는데 도움이 필요함
3. 이동 – "소아가 팔걸이 있는 의자로 편도 이동 및 팔걸이 없는 의자로 편도 이동" – 손을 최소로 사용하여 안전하게 이동할 수 있음 – 손을 사용하여 안전하게 이동할 수 있음 – 음성 지시 및 관찰하에 이동할 수 있음 – 1명의 보조가 필요함 – 안전을 위해 2명의 보조 또는 관찰이 필요함	**4. 지지 없이 서기** – "30초 동안 잡거나 발의 움직임 없이 서기" – 안전하게 30초 동안 설 수 있음 – 관찰하에 30초 동안 설 수 있음 – 지지없이 15초 동안 설 수 있음 – 지지없이 10초 동안 서기 위해 수차례 시도해야 함 – 지지없이 10초 동안 설 수 없음

(다음 페이지 계속)

소아 균형 척도 *(계속)*

5. 등받이 없이 앉기 및 바닥에 서기 – "가슴에 손을 얹고 30초 동안 앉기"
- 안전하게 30초 동안 앉을 수 있음
- 관찰하에 30초 동안 앉을 수 있거나 앉는 자세 유지를 위해 팔을 사용
- 15초 동안 앉을 수 있음
- 10초 동안 앉을 수 있음
- 지지없이 10초 동안 앉을 수 없음

6. 눈을 감은 채 지지없이 서기 – "눈 감은 채 가만히 서 있음"
- 10초 동안 안전하게 설 수 있음
- 10초 동안 관찰하에 설 수 있음
- 3초 동안 설 수 있음
- 눈을 감은 채 3초 동안 설 수는 없으나 안정적으로 유지할 수 있음
- 넘어지지 않기 위해 도움이 필요함

7. 발을 붙이고 지지 없이 서기 – "발을 붙이고 붙잡지 않고 가만히 서 있기"
- 독립적으로 양발을 붙이고 30초 동안 안전하게 설 수 있음
- 관찰하에 양발을 붙이고 30초 동안 안전하게 설 수 있음
- 독립적으로 양발을 붙이고 설 수 있으나, 30초 동안 유지할 수는 없음
- 자세를 잡는데 도움이 필요하나, 양발을 붙이고 30초 동안 설 수는 있음
- 자세를 잡는데 도움이 필요하거나, 30초 동안 유지할 수 없음

8. 한발을 앞에 두고 지지 없이 서기 – "한발을 다른 발의 앞에 위치하고 서기"
- 발을 일렬로 놓고 독립적으로 30초 동안 유지할 수 있음
- 발을 다른 발의 앞에 놓고 30초 동안 유지할 수 있음
- 독립적으로 발을 디디며 30초 동안 유지할 수 있거나 발을 앞에 놓는데 도움이 필요하지만 30초 동안 설 수 있음
- 발을 디디는데는 도움이 필요하나, 15초 동안 유지할 수 있음
- 걷거나 설 때 균형을 잃음

(다음 페이지 계속)

소아 균형 척도 *(계속)*

9. 한 다리로 서기 – "한 다리로 붙잡지 않고 가능한한 오래 서기"
- 다리를 독립적으로 들 수 있고, 10초 동안 유지할 수 있음
- 다리를 독립적으로 들 수 있고, 5~9초 동안 유지할 수 있음
- 다리를 독립적으로 들 수 있고, 3~4초 동안 유지할 수 있음
- 다리를 들려고 시도함; 3초동안 유지할 수 없으나 설 수는 있음
- 시도가 불가능하거나 넘어지지 않기 위해 도움이 필요함

10. 360도 돌기 – "완전히 한 바퀴 돌고 멈춘 후, 반대 방향으로 한 바퀴 돌기"
- 각 방향으로 4초 이내에 360°를 안전하게 돌 수 있음
- 한 방향으로는 360°를 안전하게 도는데 4초 이내에 가능하나, 다른 방향으로는 4초 이상 소요됨
- 360°를 안전하게 돌 수 있지만, 느림
- 집중 관찰 또는 지속적인 음성 지시를 요함
- 도는데 도움이 필요함

11. 서 있는 채로 몸을 돌려 좌/우 어깨 넘어로 보기 – "발은 고정한 채로 양측으로 움직이는 물체를 따라가기"
- 각각의 어깨 넘어로 보기, 체중 이동은 몸통 회전을 포함
- 몸통 회전을 하며 한 쪽 어깨 넘어로는 볼 수 있음. 다른 방향은 어깨까지만 체중 이동이 되고 몸통 회전은 없음
- 고개를 돌려 어깨까지만 볼 수 있음; 몸통 회전은 없음

12. 선 채로 바닥에서 물체를 집어 올리기 – "우성 발의 앞에 놓인 물체를 집어 올리기"
- 물체를 안전하게 쉽게 집어 올릴 수 있음
- 물체를 집어 올릴 수 있으나 관찰을 요함
- 물체를 집어 올릴 수 없으나 물체 앞 1–2인치까지는 팔을 뻗으며 독립적으로 균형을 유지
- 물체를 집어 올릴 수 없음; 시도할 때 관찰을 요함

(다음 페이지 계속)

소아 균형 척도 *(계속)*

– 돌 때 관찰을 요함; 턱이 어깨까지 거리의 1/2 이상 움직임 – 균형을 잃거나 낙상을 막기 위해 도움이 필요함; 턱이 어깨까지 거리의 1/2 이하로 움직임	– 시도할 수 없음; 균형을 잃거나 넘어지지 않기 위해 도움이 필요함
13. 지지없이 선 채로 발을 번갈아서 디딤대에 올리기 – "발을 번갈아 디딤대에 올릴 수 있으며 4차례 지속할 수 있음" – 독립적으로 서서 안전하게 8 발자국을 20초 동안 디딜 수 있음 – 독립적으로 서서 8 발자국을 디디는데 20초 이상이 소요 – 도움 없이 4 발자국을 디딜 수 있으나, 집중 관찰을 요함 – 2 발자국을 디딜 수 있음; 약간의 도움을 요함 – 균형을 유지하거나 넘어지지 않기 위해 도움을 요함	**14. 선 채로 팔을 벌리고 앞으로 뻗기** – "손가락을 폈다가, 주먹을 쥐고 발을 움직이지 않은 채 가능한 멀리 앞으로 뻗기" – 10인치 이상 자신있게 앞으로 뻗을 수 있음 – 5인치 이상 안전하게 뻗을 수 있음 – 2인치 이상 안전하게 뻗을 수 있음 – 앞으로 뻗을 수 있으나 관찰을 요함 – 시도할 때 균형을 잃어서 외부 지지가 필요함

점수:

채점: 항목별로 가장 위의 문장이 **4**점, 가장 아래 문장이 **0**점임.

최고점 = 56

Source: Franjoine MR, Gunther JS & Taylor MJ (2003).

예방 접종 스케줄

백신	Birth	1	2	4	6	12	15	18	24	4-6
	개월									세
DPT			#1	#2	#3		#4			#5
OPV			#1	#2	#3					#4
MMR						#1				#2
HiB			#1	#2	#3	#4				
B형 간염	#1		#2		#3					
수두						#1				
PCV			#1	#2	#3	#4				

DPT = 디프테리아, 백일해, 파상풍
OPV = 구강 소아마비 백신
MMR = 홍역, 유행성이하선염, 풍진
HiB = *헤모필루스 인플루엔자* B형(뇌막염)
PCV = 폐렴구균 결합백신

주의: 이들 예방 접종의 권장 연령은 미국 질병관리본부, 면역 접종 고문단, 미국소아과학회, 미국 가정의학회의 권고에 따른다. 권장 연령에서 접종하지 못한 경우에는 다음 방문 때 접종하도록 한다.

소아 전염성 질환

풍진(Rubella)

전염 시기 및 기전:

발진이 나타나기 7일 전에서 7일 후까지가 가장 전염성이 높음

징후 및 증상:

- 반점이 얼굴/몸통에서 시작해서 사지로 퍼지며 3일 후 소실됨
- 미열 (37.8° 미만)
- 림프절 종창
- 기침, 코막힘, 코감기, 결막염

장미진(Roseola)

전염 시기 및 기전:

직접 접촉, 기침, 재채기를 통해 전염. 9개월에서 3세 사이의 소아에서 가장 흔함

징후 및 증상:

- 고열과 동반된 경련에 주의
- 발진 이후에 3~4일간 발열
- 옅은 분홍색의 다발성 반점 및 구진 (1~5mm)이 몸통에서 나타나 사지로 퍼짐; 수시간에서 수일간 지속될 수 있음
- 적색 융기를 건드리면 흰색으로 변할 수 있음
- 감기 증상

(다음 페이지 본문 계속)

소아 전염성 질환 *(계속)*

수두〔Chickenpox(Varicella)〕

전염 시기 및 기전:

11~21일간의 잠복기. 기침, 재채기 시 분비물 또는 수포의 직접 접촉을 통해 전염; 모든 소수포에 가피가 형성될 때까지 전염성이 있음

징후 및 증상:

- 피부 병변 – 3단계: 반점, 소수포, 과립
- 피부 병변 (홍반의 기저에 물방울 같은 모양)이 머리/몸통에서 시작하여 사지, 볼 점막, 머리덮개, 겨드랑, 상부호흡기, 결막으로 퍼짐
- 가렵고, 전신이 아픔
- 감기 증상 – 발열, 권태, 두통

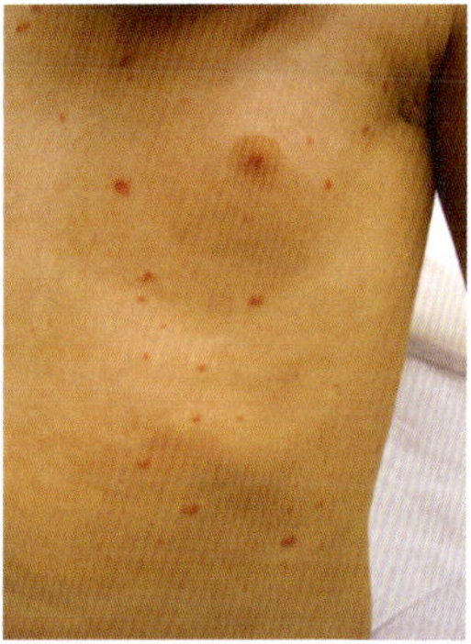

Source: From Barankin B & Freiman A (2006).

유행귀밑샘염(Mumps)

전염 시기 및 기전:

귀밑샘의 부종 발생 전 6일에서 발생 후 2주까지 전염. 직접 접촉 또는 공기매개로 전파

징후 및 증상:

- 귀밑샘 비대
- 두통, 근육통, 발열, 연하 곤란 (귀밑샘의 부종으로 인해 이차적으로 발생), 구토

홍역〔Measles(Rubeloa)〕

전염 시기 및 기전:

10~21일간의 잠복기. 공기매개 또는 수포 형성 1~2일 전부터 가피가 형성될 때까지 수포내액에 의해 전염

(다음 페이지 본문 계속)

소아 전염성 질환 *(계속)*

징후 및 증상:

- 초기 징후 = 37.8° 이상의 발열, 인후염, 콧물, 기침, 결막염
- 수일이내에 이마, 얼굴, 목에 밝은 적색의 부스럼 반점이 사지로 퍼짐; 반점은 3~5일내로 소실됨
- Koplik's 반점 – 작고 붉은 반점이 중앙에 백색–청색의 점을 지님
- 광과민증, 속귀염, 폐렴이 이차적으로 발생할 수 있음

결막염〔Conjunctivitis(pink eye)〕

전염 시기 및 기전:

직접 접촉을 통해 전파

징후 및 증상:

- 가장 흔한 증상은 안구 자극 (눈에 모래가 들어간 듯한 느낌)
- 눈 및 눈꺼풀이 붉어지고 부음
- 아침에 눈곱이 눈꺼풀에 낌
- 광과민증 및 소양증

진홍열(Scarlet fever)

전염 시기 및 기전:

4~8세에서 가장 발병율이 높음. 초기에는 목감기로 시작했다가 공기 매개로 전파. 항생제를 24시간 동안 사용할 때까지 전염성이 있음

징후 및 증상:

- 발진이 생기고 1~2일 후 발열, 인후염, 두통, 구토가 동반
- 분홍색 반점이 목, 가슴, 겨드랑, 살굴부위, 넙다리에 생김
- 반점은 사포와 같은 느낌
- 딸기 혀 – 초기에는 백색이다가 적색으로 바뀜

(다음 페이지 본문 계속)

소아 전염성 질환 *(계속)*

세균성 뇌막염(Bacterial meningitis)

전염 시기 및 기전:

침 분비물에 의해 전염성이 높음

징후 및 증상:

- 발열, 광과민증
- 권태 (근긴장도 저하) 및 목 경직
- 식사 감소; 구토 및 두통
- 호흡 장애; 무호흡; 청색증
- 역설적 초조 (가만히 두면 조용하고 붙잡으면 울음)
- 경련이 30~40%에서 동반

Source: Porth CM (1994); Boissonnault WG (2005).

근골격계 병변

병변	증후 및 증상
선천성 기운목	■ 목 자세가 만성적으로 동측 굽힘 및 반대측 회전으로 위치 ■ 목빗근에 작은 혹이 촉진 ■ 목 관절운동범위 제한 ■ 환측 얼굴이 편평하게 보이며 머리뼈가 비대칭임 ■ 많게는 5명 중 1명에서 엉덩관절 이상이 동반 ■ 역류와 강력한 연관 ■ 시각 추적 검사 (뇌신경 4번)
엉덩관절 탈구	■ 둔위 분만 또는 외상에 기인할 수 있음 ■ Ortolani 및 Barlow 검사 (양성) ■ X-ray (양성) (기운목과 연관) **선천성** ■ 하지 단축, 굽힘 및 벌림 자세 **뒤쪽 외상성(MVA)** ■ 샅굴부위 및 가쪽 엉덩이 통증 ■ 하지 단축, 굽힘, 모음 및 안쪽돌림 자세 **앞쪽 외상성(벌림 저항)** ■ 샅굴부위 통증 및 압통 ■ 상부/앞쪽일 경우 폄 및 바깥돌림 자세 ■ 하부/앞쪽일 경우 굽힘, 벌림 및 바깥돌림 자세
레그-칼베-퍼테 질환 주의: 저체중 (5.5파운드 미만)인 경우 연관이 높음	■ 5~8세 남아 > 여아 ■ 엉덩관절, 샅굴부위, 넙다리 통증으로 보행시 통증 호소 ■ 엉덩관절 벌림, 안쪽돌림시 통증 증가 ■ Trendelenburg 검사 (양성) ■ 하지 길이 불일치; 넙다리 위축

(다음 페이지 본문 계속)

근골격계 병변(*계속*)

병변	증후 및 증상
	■ 뼈 스캔/자기공명영상 = 조기 진단 ■ 수주간 정상으로 보일 수 있음. 초기 징후 (4주 이내)로 넙다리뼈머리의 위쪽 가장자리에 평행한 투과성의 초승달 모양이 관찰 ■ 소아 류마티스관절염 및 엉덩관절 염증과 감별을 요함
넙다리뼈머리 뼈끝분리증	■ 과체중의 청소년 ■ 최근 급성장 ■ 체중 부하시 샅굴부위 통증 ■ 점차적인 편측 엉덩관절, 넙다리, 무릎 통증 ■ 보행시 통증 및 보폭 감소 ■ 하지를 벌림 및 바깥돌림으로 유지하려는 경향 (안쪽돌림 제한) ■ 넙다리네갈래근 위축 ■ 앞뒤쪽 X-ray로 두덩뼈 확장, 두덩뼈의 높이 감소 등을 확인해야 함; 측면 사진 = 뼈끝 분리 확인 ■ 근육 염좌 및 박리를 베재해야 함
일과성 엉덩관절 활막염 = 원인 불명의 삼출, 비스테로이드성 소염진통제 사용 시 2일에서 2주내에 소실	■ 소아 엉덩관절 통증의 가장 흔한 원인 ■ 3~10세; 남아에서 여아에 비해 2배 호발 ■ 최근 바이러스, 감기, 기관지염, 속귀염 등의 병력 ■ 편측 엉덩관절/샅굴부위 통증; 움직일 때 안쪽 넙다리/샅굴부위 통증과 동반될 수 있음 ■ 엉덩관절을 굽힘, 약간 벌림 및 바깥돌림으로 유지하려함 ■ 절룩거리면서 인지함 ■ 미열 동반 가능 ■ 패혈성 엉덩관절, 넙다리뼈머리뼈끝분리증, 레그-칼베-퍼테 질환과 감별
시버병 (과 사용으로 인해 발꿈치뼈 돌기의 부분 박리)	■ 5~10세의 남아와 10~12세 여아에서 발생 ■ 발뒤꿈치 통증 ■ 먼쪽 아킬레스힘줄 부착 부위의 부종 ■ 배측굽힘의 제한 ■ 보행 이상

(다음 페이지 본문 계속)

근골격계 병변(계속)

병변	징후 및 증상
마판 증후군 (상염색체우성 유전질환)	■ 지나치게 긴 팔, 다리, 손가락, 발가락 (하지가 상지보다 더 김) ■ 긴 머리뼈에 머리 돌출 동반됨 ■ 척주뒤옆굽음증 ■ 오목 가슴 ■ 가느다란 체형 – 피하 지방의 감소 ■ 힘줄, 인대, 관절주머니의 위약이 관절 과다폄에 동반 ■ 심판막 이상 = 잡음 ■ 대동맥류 박리 발병율 높음 ■ 탈장 ■ 수면 무호흡 ■ 안구 이탈; 근시 ■ "엄지 징후"
엘러스-단로스 증후군	■ 피부 과신장성 ■ Beighton 과운동성 척도에서 9점 만점에 5점 초과 ■ 반복적인 관절 탈구 ■ 멍이 쉽게 듦

관절 과운동성에 대한 Beighton 척도

■ 무릎을 펴고 바닥에 손바닥이 닿음 = 1점
■ 팔꿈치 과다폄 = 각 1점
■ 무릎 과다폄 = 각 1점
■ 엄지를 구부려 위팔 전면부에 닿음 = 각 1점
■ 새끼 손가락을 뒤로 90° 구부림 = 각 1점

최대 점수는 9점

소아 류마티스 합동 연구 그룹의 관절 중증 정도

등급	부종	움직임 시 통증	촉진 시 압통	움직임 제한
0	부종 없음	통증 없음	압통 없음	전 범위
1	경도 부종 (뼈 경계 소실은 없음)	경도 통증	경도 압통	25%까지 제한
2	중등도 부종 (분명한 뼈 경계 소실)	움직임시 사지를 빼거나 얼굴을 찡그림	촉지시 사지를 빼거나 얼굴을 찡그림	50%까지 제한
3	심한 부종 (활액 확산으로 팽창)	관절 움직임에 심하게 반응	촉지에 심하게 반응	75%까지 제한
4				75%이상 제한

Source: Guzman J, Burgos-Vargas R, Duarte-Salazar C & Gomez-Mora (1995).

근디스트로피

특징적 위약 양상을 가진 선천성, 진행성의 근 질환

듀첸형	베커형	팔다리이음형	얼굴어깨뼈위팔형
■ 1~5세 발병 ■ 3세 이전에는 진단되는 경우가 드묾 ■ 빠르게 진행하는 근 위약; 하지 > 상지 ■ 자주 넘어짐, 오리걸음, 균형 장애 ■ 계단 보행, 달리기, 뛰기, 점프에 어려움 ■ 종아리 근육 비대(가성비대) ■ 발가락 보행 ■ 피로 ■ 척주앞굽음증, 척주옆굽음증 ■ 통증은 대개 관련 요소가 아님 ■ 평균 IQ = 85 ■ 예후 – 보조기 착용하여 보행, 사춘기에 의자차 사용, 수명 < 25세 (말기 호흡기 장애)	■ 5~10세 발병 ■ 듀첸형과 유사하나 덜 심한 형태 ■ 서서히 나타나는 근 위약; 하지 > 상지 ■ 자주 넘어짐, 오리걸음, 균형 장애 ■ 계단 보행, 달리기, 뛰기, 점프에 어려움 ■ 종아리 근육 비대 ■ 피로 ■ 척주앞굽음증, 척주옆굽음증 ■ 통증은 대개 관련 요소가 아님 ■ 예후–듀첸에 비해 서서히 진행; 성인기까지 보행이 가능할 수 있음	■ 10~30세 발병 ■ 어깨 및 엉덩관절 근육이 먼저 침범 ■ 오리걸음 ■ 앉았다 일어나기, 머리위로 팔 뻗기 및 무거운 물건 들기가 어려움 ■ 통증은 대개 관련 요소가 아님 ■ 예후–20~30년 동안 진행성 기능 소실; 이동을 위해 의자차가 필요하며 말기 호흡 곤란 동반	■ 10세 이전 발병 ■ 어깨 및 얼굴 근육 침범 ■ 무표정한 외모 ■ 다양한 정도의 근 위약 ■ 위약은 비대칭적일 수 있음 ■ 날개어깨뼈 ■ 통증은 대개 관련 요소가 아님 ■ 예후–서서히 진행하고 기능 소실이 적음; 정상 수명

신경근육 병변

자폐증, 광범위성 발달 장애, 또는 언어 장애의 위험 신호

■ 아이가 본인의 이름에 반응하지 않음	예	아니오
■ 아이가 원하는 것을 설명하지 않음	예	아니오
■ 언어 능력이나 발화가 지연됨	예	아니오
■ 아이가 지시를 따르지 않음	예	아니오
■ 종종 아이가 못 듣는 것처럼 보임	예	아니오
■ 종종 듣기도 하고 못 듣기도 하는 것처럼 보임	예	아니오
■ 가리키거나 "안녕"하고 손 흔들지 못함	예	아니오
■ 예전에는 몇 개의 단어를 말하거나 옹알이를 했었지만 현재는 하지 않음	예	아니오
■ 심하게 화를 냄	예	아니오
■ 기이한 움직임 양상을 보임	예	아니오
■ 과행동, 비협조적, 반항적임	예	아니오
■ 장난감을 가지고 놀지 못함	예	아니오
■ 혼자 놀기를 선호함	예	아니오
■ 미소를 지어줘도 웃지 않음	예	아니오
■ 눈 맞추기를 못함	예	아니오
■ 특정 물건에 집착해서 다른 것으로 관심을 돌리지 못함	예	아니오
■ 본인을 위한 물건만 취함	예	아니오
■ 연령에 비해 지나치게 독립적임	예	아니오
■ 다른 아이들에 비해 발달이 빠름	예	아니오
■ 본인만의 세계에 있는 듯함	예	아니오
■ 타인을 무시함	예	아니오
■ 다른 아이들에게 관심이 없음	예	아니오
■ 발끝으로 보행을 함	예	아니오
■ 장난감, 물건, 스케줄에 지나친 집착을 보임	예	아니오
■ 물건을 정렬하는데 많은 시간을 소모	예	아니오

Source: "Autism Facts" by the National Institute of Child Health & Human Development.

자폐증 및 광범위 행동 장애의 징후 및 증상

자폐증 = 3부분에서 12 증상 중 6개 이상 & 광범위 행동 장애 = 12증상 중 6개 미만

언어 (communication)	사회적 상호작용 (social interactions)	행동 (behavior)
■ 구어 발달의 지연 또는 결여 ■ 대화 시작의 어려움 ■ 반향어 (정상 언어를 사용하는 대신 단어 또는 구를 반복) ■ 이름을 불러도 대답하지 않음 ■ 제스쳐와 비음성 지시에 반응하지 않음	■ 물건을 가리키거나 타인에서 보여주지 않음 ■ 적절하게 눈을 맞추지 않음 ■ 타인의 얼굴을 잘 쳐다보지 않음 ■ 얼굴 표정이나 신체 언어에 반응하지 않음 ■ 타인에서 미소로 답하지 않음 ■ 나이에 비해 동료 관계가 결여 ■ 다른 아이들에게 관심이 적음 ■ 칭찬이나 신체적 애정표현에 동요되지 않음 ■ 공감 또는 연민을 표현하지 않음	■ 반복적인 놀이에 빠짐 ■ 특정 관심 분야 또는 물건에 과도하게 집착 ■ 흉내내기 놀이 결여 ■ 일상 생활, 의식, 교우 관계에 의존적임 ■ 반복적인 신체 움직임 (손 또는 손가락 흔들기, 눈 굴리기, 비틀기, 돌리기, 흔들기 등) ■ 물건의 특징 부분에 집착 ■ 소음, 관중, 빛 등에 의해 지나치게 자극받음 ■ 특정 소리, 질감, 상황을 극단적으로 싫어함 ■ 통증에 대해 크게 반응하지 않음

아스퍼거 증후군(AS) 환아에서 가능한 징후 및 증상

- 부적절하거나 최소의 사회적 관계
- 대화는 거의 항상 타인이 아닌 본인을 중심으로 이루어짐
- "대본에 쓰여진 듯한", "로보트 같은", 또는 반복적인 발화
- "상식"의 결여
- 읽기, 산수, 쓰기 능력 문제
- 패턴 또는 음익과 같은 복잡한 주제에 집착
- 평균 또는 평균 이상의 음성 인지 능력
- 평균 또는 평균 이하의 비음성 인지 능력
- 어눌한 움직임
- 기이한 행동 및 독특한 버릇

주의: 언어 발달의 이정표는 적절함. 주의력 결핍 과행동증(ADHD)으로 진단받았다가, 추후에 아스퍼거 증후군으로 진단받는 경우가 흔함.

주의력 결핍 과행동증(ADHD)의 징후 및 증상

정의상 행동은 7세 이전에 나타나서 6개월 동안 지속되며 다음 중 2가지를 방해해야 함 – 가정, 학교, 직장, 사회환경

- 무관심 = 쉽게 산만해짐, 자주 잊어버림, 집중하지 못함, 경청하지 못함
- 과행동 = 가만히 있지 못함, 손/발 떨기, 꿈틀거림, 본인의 순서를 기다리지 못함, 껴들기, 과도한 발화
- 충동성 = 종종 생각없이 행동함, 충동을 조절할 수 없음

Source: http://www.adhdhelp.net/

납 중독의 징후 및 증상

- 말초 운동성 신경병증
  - 노신경 = 손목쳐짐
  - 종아리신경 = 발목쳐짐
- 소화기계 통증
- 빈혈
- 지적/운동 결여
- 콩팥요세관성 산증
- 잇몸의 납 선

뚜렛 증후군

다발성 운동 및 음성 틱이 1년 이상 지속되는 경우로 정의

- 2~15세 사이에서 저명해짐
- 가장 흔한 초기 증상은 얼굴 틱 (눈 깜빡거림, 코 근육 움직임, 찡그림)
- 팔, 다리, 몸통의 비자발적 움직임(틱)
- 다른 증상, 예를 들어, 접촉, 반복적 사고 및 움직임, 강박증 등도 발생 가능
- 음성 틱 (소리내기)는 대개 움직임과 동반됨
- 드물긴 하지만 음성 틱은 외설증 (외설스러운 단어의 비자발적 사용) 또는 외설행동증 (외설스러운 제스쳐)

Source: http://www.tsa-usa.org/aboutts.html.

다운 증후군

- 정신 지체
- 납작한 얼굴 모양
- 낮은/납작한 콧대
- 내안각 주름 (동양인의 모습, 몽골사람을 닮은)
- 귀 비대
- 두드러진 혀
- 관절 과운동성
- 선천성 심질환 (중격 결손, 동맥관 개존증)
- 저신장
- 원선 (손바닥을 가로지르는 단일선)
- 손과 발은 넓고, 손가락과 발가락은 짧음
- 짧은 목, 작은 머리, 작은 구강
- 소화기 기형
- 불임 가능
- 백혈병 위험 증가 (15세 미만)

뇌종양의 가능한 징후 및 증상

- 두통 – 뇌내압 상승
- 구토
- 시각 변화
- 의식 변화
- 경련
- 근 위약
- 방광 기능이상
- 협응기능 변화
- 바빈스키 징후 (양성)
- 근경련 (발목 또는 손목)

태아 알콜 증후군 (FAS)

특징적 양상

신체 특징

이차적 양상

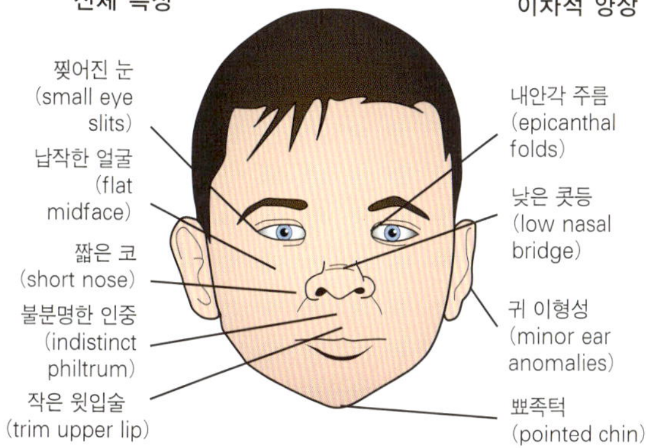

Source: Effgen, S (2005).

인지 문제

- 주의력 결핍 증후군
- 과행동
- 학습 장애
- 기억 문제 및 지적 장애
- 발달 지연
- 애착 문제
- 감각신경성 청력소실
- 시각/공간지각 능력 장애
- 사고 및 판단 장애
- 결과 예측 능력 결여
- 행동 이상

Source: National Organization on fetal Alcohol Syndrome (http:www.nofas.org).

심혈관 및 폐 병변

정상 평균 최대 날숨속도 예상치 (L/min) 정상 소아 및 청소년

신장 (인치)	최대 날숨속도		신장 (인치)	최대 날숨속도
43	147		55	307
44	160		56	320
45	173		57	334
46	187		58	347
47	200		59	360
48	214		60	373
49	227		61	387
50	240		62	400
51	254		63	413
52	267		64	427
53	280		65	440
54	293		66	454

천식 발작: 흡입 5분 이내에 2번 불고나서 최대 날숨 속도상 15% 상승이 있지 않으면 응급 상황을 고려할 것.

Source: Nunn I & Gregg AJ (1973).

천식

유발요인

- 호흡기 감염
- 흡연
- 알레르기 반응
- 대기 오염물
- 운동
- 차가운 환경
- 스트레스

징후 및 증상

- 쌕쌕거림
- 날숨 연장
- 호흡 곤란
- 기침
- 숨가쁨

천식 흡입제

- **단기 작용 기관지 확장제** = 즉각적인 증상 호전; 예:albuterol(Proventil, Ventolin), pirbuterol(Maxair)
- **장기 작용 기관지 확장제** = 증상 호전까지 12시간 소요될 수 있음; 예:salmeterol(Serevent); formoterol(Foradil)
- **코르티코스테로이드** = 장기 증상 예방, 최대 효과 발현까지 7일 정도 소요될 수 있음; 예:beclomethasone, dipropionate(QVAR); fluticasone(Flovent), budesonide(Pulmicort); triamcinolone acetonide(Azmacort); flunisolide(AeroBid)
- **비스테로이드제제** = 장기 염증 예방; 예:Cromoly, nedocromil
- **코르티코스테로이드 + 기관지확장제** = 장기 작용제 병용; 예: Advair

낭성섬유증의 합병증 (다양한 변화 가능)

폐 합병증	소화기 합병증
■ 지속적인 기침, 과도한 가래 ■ 쌕쌕거림, 숨가쁨 ■ 흔한 폐 감염, 예로 폐렴, 기관지염 ■ 만성 기관지 확장증 ■ 만성 굴염 또는 천식 ■ 진행성 폐 악화	■ 영양분 흡수 장애 ■ 식욕은 왕성하나 체중 증가는 안 됨 ■ 부족한 성장 ■ 기름기 있고, 두꺼운 변 ■ 만성 이자염 ■ 태변성 장폐색증(신생아 장 폐색)

주의: 낭성섬유증 환자의 90% 이상은 정상인에 비해 땀의 염분이 높음. 땀에서 염분을 측정하는 것이 진단 검사 중 하나임.

피부 병변

접촉성 피부염 – 옻
(contact dermatitis–poison ivy)

- 발진 자체는 전염성이 없고 수포내액은 발진을 전파시키지 않음. 옻 피부염은 개인의 감수성 및 노출 정도에 따라 노출 후 4시간에서 10일내에 발생
- 발진은 자발적으로 제한되어 치료하지 않아도 소실됨. 경증 옻 피부염인 경우는 자연 경과를 취하도록 하는 것이 타당하지만, 중증 발진은 고통 및 장애를 초래할 수 있으므로 치료를 요함. 반복적인 발생(3~4주 동안)에 비해 처음 발생한 발진이 소실되는데 오래 걸림.

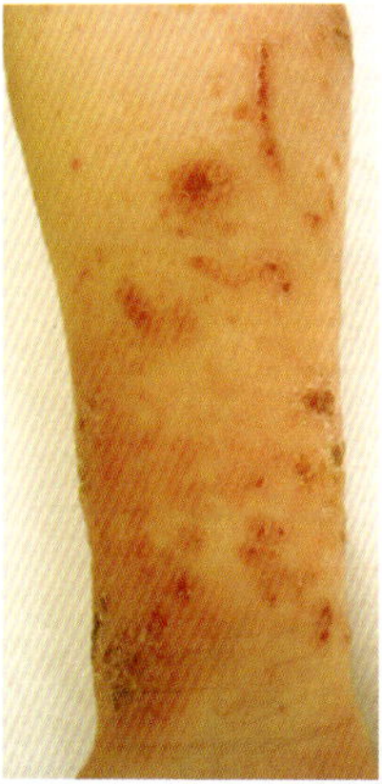

Source: From Barankin B & Freiman A (2006).

(다음 페이지 본문 계속)

피부 병변 *(계속)*

농가진-세균성 (impetigo-bacterial)

- 학령기전 소아에서 발병율이 가장 높음
- 감염 부위 직접 접촉으로 전염
- 코와 입 주위에 주로 발생
- 얇은 벽을 지닌 수포가 파열되어 수액이 흘러나와 황색 가피로 덮히게 되는 것이 특징적임
- 긁으면 감염이 퍼짐

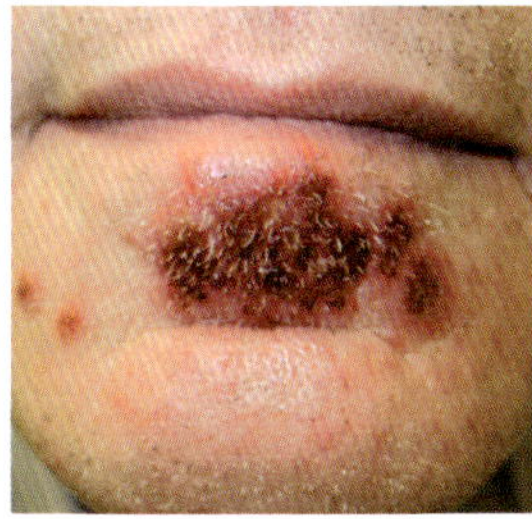

Source: From Barankin B & Freiman A (2006).

백선(ringworm)

- 진균 감염
- 감염된 사람/애완동물 또는 감염된 사람이 만진 물체와의 피부 접촉을 통해 전염
- 발진이 접촉 4~14일후 발생
- 반지 크기의 반점 (직경 0.5~1인치)
- 비늘이 벗겨지며 중심부가 분명함
- 가려울 수 있음
- 신체에서 15주 이내에 자연적 면역이 생성되나 항진균 크림의 사용이 발진을 더 빠르게 소실시킴

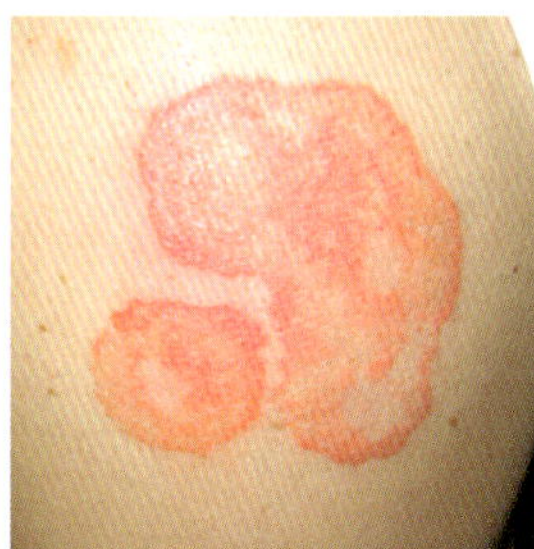

(다음 페이지 본문 계속)

피부 병변 *(계속)*

바이러스성 사마귀 (viral warts) ■ 사람유두종바이러스에 의한 양성 피부 종양 ■ 주 병변 위치 = 손, 발, 얼굴, 생식기 ■ 돔 모양의 마디에 검은 반점이 동반(혈전이 생긴 모세혈관)	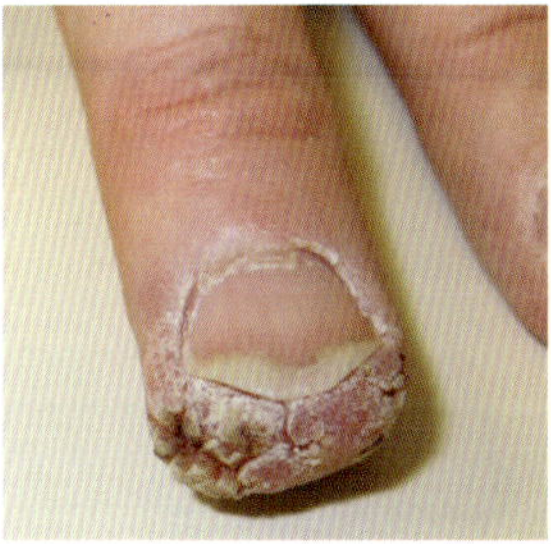 *Source:* From Barankin B & Freiman A (2006).
단순 포진 (herpes simplex) ■ 흔한 소포성 발진으로 전염성이 강하며 직접 접촉으로 전파 ■ 소포는 통증이 있으며 점막이 빠르게 침식함 ■ 다른 증상 = 발열, 권태, 림프절 부종 (농가진과 혼동되면 안 됨)	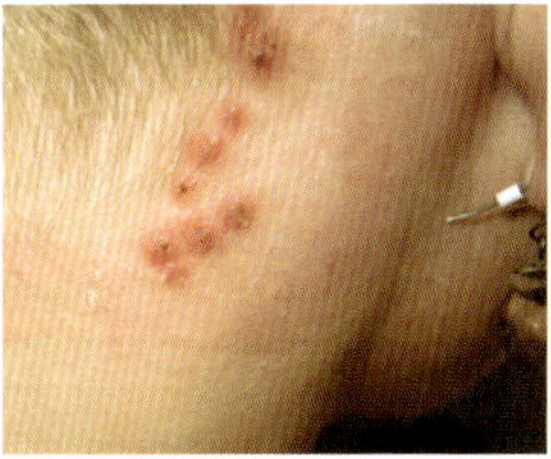 *Source:* From Barankin B & Freiman A (2006).

라텍스 알레르기(latex allergy)

■ 수분 또는 수일간에 걸쳐 발병

■ 홍반, 소수포, 구진, 소양증, 수포, 가피

■ 두드러기, 실신, 오심, 구토, 복부 경련, 비결막염, 기관지연축, 과민성 쇼크

라임 질환

주의: 다발성 전신 염증 질환임. 진드기 스피로헤타의 전이는 48시간 동안 발생함. 혈액 검사는 질병의 진단이 아닌 확진을 위해 사용. 임상가는 길랑-바레 증후군, 다발성 경화증, 섬유 근육통 증후군 등을 감별해야 함.

조기 국소 단계

- 발진, 홍반의 발생이 7~14일 이내 발생 (범위 = 3~30일)
- 발진은 적색의 파급성 발진일 수도 있고, 링을 지닌 중심점 (황소의 눈)일 수도 있음
- 발진의 평균 직경은 5~6인치
- 발진은 촉진시 따뜻할 수도 있고, 아닐 수도 있음
- 발진은 대개 통증 및 소양증이 없음
- 발열
- 권태
- 두통
- 근육통; 관절통

조기 파종 단계

- 물린 부위 이외 2군데 이상의 부위에 발진
- 전이성 통증
- 두통; 뻣뻣한 목; 얼굴 마비
- 사지의 감각마비/저림
- 비정상 맥박
- 인후염
- 시각 변화
- 37.8°~38.9°의 발열
- 심한 피로

후기 단계

- 1~2 큰 관절의 관절염
- 신경학적 변화– 지남력 장애, 혼돈, 어지럼, 정신상태 "안개", 사지 감각마비
- 시각 장애
- 심 불규칙

Source: American Lyme Disease Foundation.

소화기 병변

영아 연축

하루에 3시간 동안의 울음이 주 3일간 3주 지속되는 경우로 정의

- 생후 2주에서 4~5개월에 주로 발생함
- 분유에 대한 장 내성과 연관될 수 있음
- 얼굴 홍조, 무릎을 가슴으로 당기기, 방귀, 변비 등이 동반될 수 있음

역류

영아의 50%에서 생후 수 개월 동안 어느 정도의 역류가 존재; 다음 징후/증상 중 1가지 이상이 수개월 이상 지속된다면 영아 역류 또는 역류성 식도염에 대한 의뢰를 고려해야 함:

- 음식을 거부하거나 배 고파도 몇 입만 먹음
- 지속적으로 소량의 식사 또는 음료를 요함
- 음식/구강 혐오
- 빈혈
- 과도한 침흘림
- 콧물, 부비동 또는 귀 염증
- 연하 장애, 구역, 질식
- 만성 애성
- 감염 없이 목이 자주 빨갛고, 아픔
- 무호흡
- 호흡 문제 – 폐렴, 기관지염, 쌕쌕거림, 천식, 야간 기침, 흡인
- 체중 증가 실패, 체중 감소, 생존 실패
- 치아 에나멜 침식
- 목 굽힘 (샌디퍼 증후군)

영아 역류 조사		
아기가 역류에 대해 제산제 이외의 약을 매일 복용해도 증상의 호전이 없는가?	예	아니오
아기의 역류가 일상 생활, 삶의 질, 놀이에 방해를 초래하는가?	예	아니오
식사시간이 전쟁터가 되는가?	예	아니오
구토로 인해 체중 감소 및 건강 문제를 야기하는가?	예	아니오
분유를 바꾸거나 모유 수유를 하는 경우 식이를 바꾸어도 증상이 지속되는가?	예	아니오
아이의 수면이 종종 방해받는가?	예	아니오
충분한 체중을 얻거나 유지하기가 어려운가?	예	아니오
아이가 귀, 부비동, 호흡기 감염, 애성, 호흡 곤란으로 자주 고생하는가?	예	아니오
하루 중 대부분 또는 많은 시간 동안, 특히 식후에 아이가 고통스러워하거나 통증이 심한가?	예	아니오
생활방식 변화를 최대로 노력했음에도 불구하고 역류 증상 호전이 없는가?	예	아니오

Source: http://www.infantrefluxdisease.com/

충수염

소아 충수염 발병 평균 연령은 6~10세임

징후 및 증상 – 발생 비율이 높은 순	감별진단
■ 우측 하복부 통증, McBurney's point 통증 → 우측 넙다리/고환으로 전이 ■ 오심, 구토, 야간 발한 ■ 배곧은근 경직 ■ Psoas 징후 (양성) ■ Obturator 징후 (양성) ■ 천공이 동반되지 않는 한 미열의 발열 (천공 시에는 고열 발생) ■ 반동성 압통 (양성) ■ 증상 이완 자세: 무릎을 가슴에 붙인 상태로 눕기	■ 혈색소 감소 ■ 적혈구 용적 감소 ■ 네일 베드의 변화 ■ 창백한 피부색 ■ 피로 ■ 이완기 혈압 감소

Source: American Family Physician http://www.afp.org/afp/991101ap/2027.html.

간 병변

영아 황달의 징후 및 증상

- 피부 및 공막의 황색화
- 변이 옅어지고 "지방"처럼 느껴짐 (신생아 변은 녹/황색임)
- 황색 소변 (신생아 소변은 무색이여야 함)

주의: 황달이 만삭아의 경우 14일, 조산아의 경우 21일을 넘게 지속되는 경우 조사가 필요함.

내분비 병변

제1형 (소아) 당뇨

- 혈중 고농도의 당
- 요중 고농도의 당
- 다량의 소변을 자주 봄 (콩팥이 과도한 당을 배출하려함)
- 비정상적인 구갈 (수분 소실을 보충하기 위함)
- 극도로 배고프지만 체중은 소실
- 시야가 침침해짐
- 피로, 초조, 기분 변화 (에너지를 위한 당이 없음)
- 복통, 오심, 구토, 과일향 호흡 (케톤 축적)
- 이전 병력이 없는 아이가 침상에 소변을 봄
- 사춘기 이전 여성에서 질 효모 감염

비뇨생식기 병변

소아 요로감염의 징후 및 증상

- 배뇨통
- 빈뇨
- 약한 소변 줄기/주저함
- 야뇨증 (배뇨 훈련이 된 경우)
- 두덩뼈 상부-옆구리 통증
- 소변 악취
- 혈뇨
- 쪼그려 앉기
- 발열

Source: Ahmed SM & Swedlund SK(1998).

기타 병변

소아 암

- 유잉 육종
  - 골 종양의 드문 형태- 국소 또는 전이
  - 10~20세에 가장 호발
  - 일차 침범 부위 = 골반, 넙다리, 하지, 상지, 갈비뼈
  - 병적 골절은 드묾
  - 일차 증상은 간헐적이지만 심한 통증
  - 반복적인 발열, 경도의 빈혈, 체중 감소
  - 궁극적으로 큰 결절이 촉진됨
- 림프종(호치킨씨병)
  - 5세 미만 소아에서는 드묾; 5~10세 남아에서 호발
  - 목 또는 겨드랑 림프절의 무통성 부종
  - 발열 및 야간 발한
  - 체중 감소
- 백혈병
  - 정상 소아 질환과 유사하여 진단이 어려움
  - 발병은 서서히 나타날 수도 있고 갑자기 나타나기도 함
  - 발열, 식욕 소실
  - 창백한 피부 및 자주 멍이 듦
  - 목 림프절 비대
  - 지라 및 간 비대로 인해 복부 돌출
  - 초조 증가
- 신경모세종
  - 5세 미만 소아 고형암중에서 가장 흔함
  - 교감 신경 조직에서 기원
  - 복부가 가장 흔한 부위 (부신 주변)
  - 첫 징후는 피로 및 식욕 소실
  - 복부 부종으로 변비, 소변 장애, 숨가쁨 초래 가능
- 모양세포 성상세포종 (5~14세에 호발)
  - 두통- 오전에 악화
  - 두통 : 활동, 발살바 기법, 웅크릴 때 증가 (두개내압 증가)
  - 경련
  - 시각 변화
  - 구토
  - 실조

성장 및 발달

주의: 신장 및 체중 도표는 소아 부분 참조.

		남자 수축기 혈압			남자 이완기 혈압		
		신장 백분율			체중 백분율		
연령	혈압 백분율	5th	50th	95th	5th	50th	95th
10	50th	97	102	106	58	61	63
	95th	115	119	123	77	80	82
11	50th	99	104	107	59	61	63
	95th	117	121	125	78	80	82
12	50th	101	106	110	59	62	64
	95th	119	123	127	78	81	83
13	50th	104	108	112	60	62	64
	95th	121	126	130	79	81	83
14	50th	106	111	115	60	63	65
	95th	124	128	132	80	82	84
15	50th	109	113	117	61	64	66
	95th	126	131	135	81	83	85
16	50th	111	116	120	63	65	67
	95th	129	134	137	82	84	87
17	50th	114	118	122	65	67	70
	95th	131	136	140	84	87	89

성장 및 발달 *(계속)*

		여자 수축기 혈압			여자 이완기 혈압		
		신장 백분율			체중 백분율		
연령	혈압 백분율	5th	50th	95th	5th	50th	95th
10	50th	98	102	105	59	60	62
	95th	116	119	122	77	78	80
11	50th	100	103	107	60	61	63
	95th	118	121	124	78	79	81
12	50th	102	105	109	61	62	64
	95th	119	123	126	79	80	82
13	50th	104	107	110	62	63	65
	95th	121	124	135	80	81	83
14	50th	106	109	112	63	64	66
	95th	123	126	129	81	82	84
15	50th	107	110	113	64	65	67
	95th	124	123	131	82	83	85
16	50th	108	111	114	64	66	68
	95th	125	128	132	82	84	86
17	50th	108	111	115	64	66	68
	95th	125	129	132	82	84	86

근골격계 질환

질환	징후 및 증상
오스굿 쉴라터 증후군	■ 10~15세 남아 및 10~11세 여아에서 발생 ■ 정강뼈 결절 및 먼쪽 무릎힘줄의 간헐적 통증 ■ 정강뼈 결절의 비대 ■ 넙다리네갈래근 및 넙다리뒤근육 경직으로 능동관절운동범위의 감소 ■ 종창으로 인한 무릎 신전 지연 ■ Ely 검사 (양성) (넙다리곧은근 경직) ■ 정강뼈 결절 박리에 대한 X-ray (양성) (측면 사진) ■ 무혈성 괴사의 감별을 요함
신딩-라르센-요한슨 증후군	■ 10~15세 남아 무릎뼈 아래극의 부분 박리 ■ 무릎 전반부 통증 ■ 보행 시 통증 ■ 무릎 관절운동범위 감소 ■ X-ray (측면사진)=무릎뼈 아래극의 분절
넙다리뼈머리 뼈끝분리증 **주의:** 여아에 비해 남아에서 2배 이상 호발; 흑인에서 발생율 높음; 성장호르몬 결핍 시 발생 증가	■ 과체중 청소년 ■ 최근 급속한 성장 ■ 체중 부하 시 샅굴부위 통증 ■ 점차적으로 나타나는 편측 엉덩관절, 넙다리, 무릎 통증 ■ 보행 시 통증 및 보폭 감소 ■ 하지 바깥돌림 상태로 유지 (안쪽돌림 제한) ■ 엉덩관절 수동적 굽힘시 바깥돌림, 벌림 ■ 넙다리네갈래근 위축 ■ 전후방 X-ray로 두덩뼈 확장 및 뼈끝 높이 감소; 측면 사진=뼈끝 전위 ■ 근육 긴장 및 전위를 감별해야 함

(다음 페이지 본문 계속)

근골격계 질환 *(계속)*

질환	징후 및 증상
구획 증후군 주의: 응급 상황임	■ 수분 축적으로 인한 연부조직 압력 ■ 긴엄지발가락폄근의 허혈 ■ 피부가 따뜻하고 딱딱함 ■ 신장 및 능동관절범위운동 시 통증; 족하수 ■ 가장 신뢰할 수 있는 증상은 첫 번째 발등 부분 발가락사이 틈새 감각 결손 ■ 맥박은 말기까지 정상이나 근육 괴사 및 신경 손상 방지를 위해 4~6시간 내에 수술을 요함 ■ 자기공명영상과 압력 측정을 통해 확진
마판 증후군	■ 지나치게 긴 팔, 다리, 손가락, 발가락 (하지가 상지보다 더 김) ■ 긴 머리뼈에 머리 돌출 동반됨 ■ 척주뒤옆굽음증 ■ 오목 가슴 ■ 가느다란 체형– 피하 지방의 감소 ■ 힘줄, 인대, 관절주머니의 위약이 관절 과신전성에 동반 ■ 심판막 이상 = 잡음 ■ 대동맥류 박리 발병율 높음 ■ 탈장 ■ 수면 무호흡 ■ 안구 이탈; 근시 ■ "엄지 징후"

소아 류마티스 합동 연구 그룹의 관절 종종 정도				
등급	부종	움직임 시 통증	촉진 시 압통	움직임 제한
0	부종 없음	통증 없음	압통 없음	전 범위
1	경도 부종 (뼈 경계 소실은 없음)	경도 통증	경도 압통	25%까지 제한
2	중등도 부종(분명한 뼈 경계 소실)	움직임 시 사지를 빼거나 얼굴을 찡그림	촉진 시 사지를 빼거나 얼굴을 찡그림	50%까지 제한
3	심한 부종 (활액 확산으로 팽창)	관절 움직임에 심하게 반응	촉진에 심하게 반응	75%까지 제한
4				75% 이상 제한

Source: Guzman J, Burgos-Vargas R, Duarte-Salazar C & Gomez-Mora (1995).

아나볼릭 스테로이드 오용의 징후 및 증상

- 불안 및 가슴통증
- 고밀도 지방 단백질 감소 및 저밀도 지방 단백질 증가
- 혈압 상승
- 단기간 동안 체중 증가 (2~3주 동안 10~15파운드)
- 얼굴, 가슴, 등에 여드름
- 주사바늘 자국
- 빈번한 혈뇨
- 말초 부종
- 급속한 기분 변화 및 급작스러운 분노 ("스테로이드 분노")
- 성장판 닫힘
- 황달
- 탈모증
- 종양 및 암
- 여성 : 비정상 체모, 목소리가 깊어짐, 불규칙한 월경
- 남성 : 여성형유방

오타와 무릎 규칙

*무릎*의 X-ray는 환자가 다음 기준의 증상을 나타낼 때에만 촬영함:

- 55세 이상
- 무릎뼈의 국소적 압통
- 종아리뼈머리의 압통
- 90° 이상 굽힘이 안 될 때
- 수상 직후와 응급실에서 체중 부하 (4걸음)가 안 될 때 (다리를 저는 것과 무관)

오타와 발목 규칙

*발목*의 X-ray는 환자가 다음 기준의 증상을 나타낼 때에만 촬영함:

- 안쪽 복사뼈 먼쪽 6cm의 뒤쪽 가장자리 뼈에서의 압통
- 가쪽 복사뼈 먼쪽 6cm의 뒤쪽 가장자리 뼈에서의 압통
- 수상 직후와 응급실에서 체중 부하 (4걸음)가 전혀 안 될 때

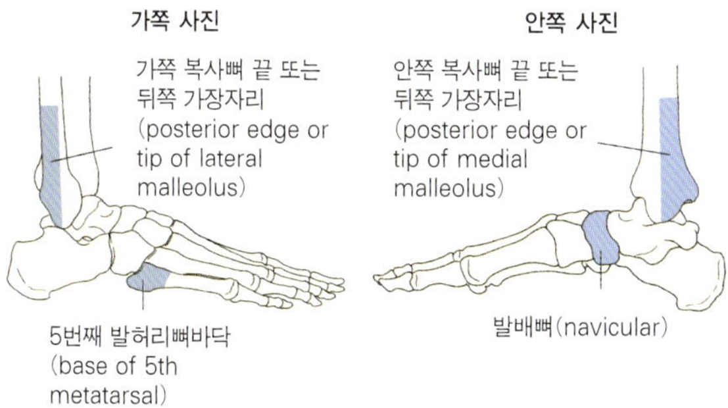

Source: Gulick D (2005).

오타와 발 규칙

*발*의 X-ray는 환자가 다음 기준의 증상을 나타낼 때에만 촬영함

- 발배뼈의 압통
- 5번째 발허리뼈바닥의 압통
- 수상 직후와 응급실에서 체중 부하 (4걸음)가 전혀 안 될 때

신경근육 병변

Torg 뇌진탕 분류

	1 단계	2 단계	3 단계	4 단계	5 단계
의식소실	없음	없음	없음	5분 미만	5분 이상
혼돈	없음	약간	중등도	중증	중증
기억상실	없음	30분 미만의 외상후 기억상실	역행성 및 30분 미만의 외상후 기억상실	역행성 및 30분 이상의 외상후 기억상실	역행성 및 24시간 이상의 외상후 기억상실
잔여 증상	없음	아마도	간혹	있음	있음
어지럼	없음	경도	중등도	중증	대개 중증
이명	없음	경도	중증도	중증	종종 중증
두통	없음	둔한 통증	종종	종종	종종
지남력 장애 및 불안정	최소	약간	중등도	중증 (5~10분)	종종 중증 (10분 이상)
침침한 시야	없음	없음	없음	대개 없음	가능
성격 변화	없음	없음	없음	가능	가능

Source: Vegso IJ & Torg JS(1991).

전신홍반루푸스

원인 불명의 자가면역성 질환으로 다음을 초래:

- 염증 및 다양한 장기의 손상
- 발병 :15~45세; 남성 > 여성 10-15:1
- 흑인 (3배 더 흔함), 인디안, 아시아인 > 백인

징후 및 증상

- 원인 미상의 발열
- 선 부종
- 체질적 증상
- 관절통-대칭적
- 관절 부종
- 피부 발진 - "나비" 양상 (볼)
- 심호흡시 가슴통증
- 극도의 피로
- 광과민성
- 평상적이지 않은 모발 소실
- 손가락 또는 발가락이 추위 또는 스트레스로 인해 창백하거나 자주색(레이노드 현상)
- 중추신경계 문제 - 경련, 두통, 말초 신경병증, 뇌혈관장애, 기질적 뇌 증후군
- 입안, 코안, 질 궤양
- 증상은 월경 동안 악화

홍반의 합병증

- 경련/정신병
- 가슴막염/심막염
- 심내막염/심근염
- 빈혈
- 토리콩팥염

주의: 여드름 약제 미노사이클린의 심각한 부작용으로 홍반 양상의 증상이 나타날 수 있음

뚜렛 증후군

다발성 운동 및 음성 틱이 1년 이상 지속되는 경우로 정의

- 2~15세 사이에서 저명해짐
- 가장 흔한 초기 증상은 얼굴 틱(눈 깜빡거림, 코 근육 움직임, 찡그림)
- 팔, 다리, 몸통의 비자발적 움직임(틱)
- 다른 증상, 예를 들면, 접촉, 반복적 사고 및 움직임, 강박증 등도 발생 가능
- 음성 틱 (소리내기)은 대개 움직임과 동반됨
- 드물긴 하지만, 음성 틱은 외설증 (외설스러운 단어의 비자발적 사용) 또는 외설행동증 (외설스러운 제스쳐)

Source: http://www.tsa-usa.org/aboutts.html.

뇌종양의 가능한 징후 및 증상

- 두통 – 뇌내압 상승
- 구토
- 시각 변화
- 의식 변화
- 경련
- 근 위약
- 방광 기능이상
- 협응기능 변화
- 바빈스키 징후(양성)
- 근경련 (발목 또는 손목)

심혈관 및 폐 질환

심장동맥질환 발병의 위험 인자

- 흡연
- 고콜레스테롤 혈증
- 고혈압
- 비만
- 신체 활동 저하
- 당뇨
- 피임약
- 알콜 섭취

빈혈

원인

- 항암치료
- 소화기 출혈
- 류마티스 관절염
- 낭창
- 후천성 면역결핍 증후군
- 암
- 수술

징후 및 증상

- 혈색소 감소
- 적혈구 용적 감소
- 네일 베드의 변화
- 창백한 피부색
- 피로
- 이완기 혈압 감소

Source: Goodman C & Snyder T (2000).

천식

유발요인

- 호흡기 감염
- 흡연
- 알레르기 반응
- 대기 오염물
- 운동
- 차가운 환경
- 스트레스

징후 및 증상

- 쌕쌕거림
- 날숨 연장
- 호흡 곤란
- 기침
- 숨가쁨

천식 흡입제

- **단기 작용 기관지 확장제** = 즉각적인 증상 호전; 예: albuterol(Proventil, Ventolin), pirbuterol(Maxair)
- **장기 작용 기관지 확장제** = 증상 호전까지 12시간 소요될 수 있음; 예:salmeterol(Serevent); formoterol(Foradil)
- **코르티코스테로이드** = 장기 증상 예방, 최대 효과 발현까지 7일 정도 소요될 수 있음; 예:beclomethasone, dipropionate(QVAR); fluticasone(Flovent); budesonide(Pulmicort); triamcinolong acetonide(Azmacort); flunisolide(AeroBid)
- **비스테로이드제제** = 장기 염증 예방; 예:Cromoly, nedocromil
- **코르티코스테로이드+기관지확장제** = 장기 작용제 병용; 예:Advair

정상 평균 최대 날숨속도 예상치 (L/min)

정상 소아 및 청소년

신장 (인치)	최대 날숨속도	신장 (인치)	최대 날숨속도
43	147	55	307
44	160	56	320
45	173	57	334
46	187	58	347
47	200	59	360
48	214	60	373
49	227	61	387
50	240	62	400
51	254	63	413
52	267	64	427
53	280	65	440
54	293	66	454

천식 발작: 흡입 5분 이내에 2번 불고 나서 최대 날숨속도상 15% 상승이 있지 않으면 응급 상황을 고려할 것.

Source: Nunn I & Gregg AJ (1973).

피부 병변

털집염(folliculitis)

- 마찰, 폐쇄, 면도로 인해 털집에 손상
- 구진을 동반한 통증성 털집 감염
- 림프절 확대
- 전염성이 있을 수 있음

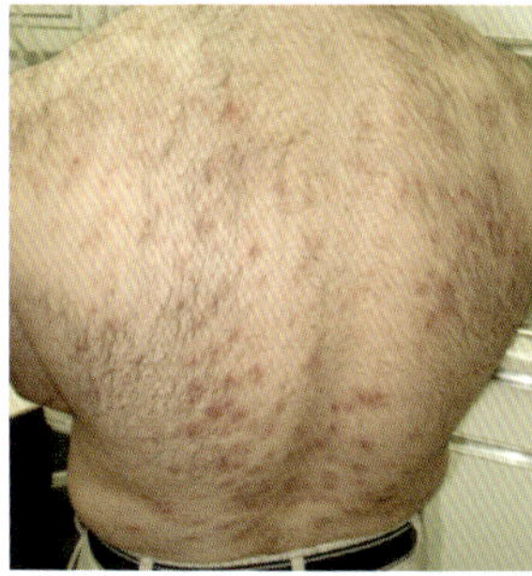

Source: From Barankin B & Freiman A (2006).

단순포진 제 1형 [feverblisters (herpes simplex-type 1)]

- 작고 분명한 수포의 군집
- 입술 및 얼굴에 발생

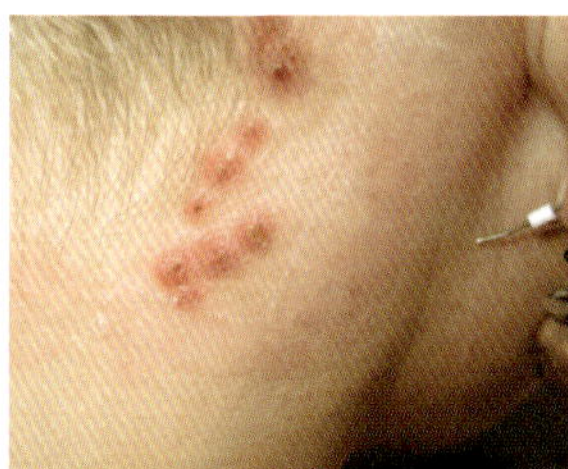

Source: From Barankin B & Freiman A (2006).

(다음 페이지 본문 계속)

피부 병변 *(계속)*

접촉성 피부염 - 옻
(contact dermatitis-poison ivy)

- 발진 자체는 전염성이 없고 수포내액은 발진을 전파시키지 않음. 옻 피부염은 개인의 감수성 및 노출 정도에 따라 노출 후 4시간에서 10일내에 발생
- 발진은 자발적으로 제한되어 치료하지 않아도 소실됨. 경증 옻 피부염인 경우는 자연 경과를 취하도록 하는 것이 타당하지만 중증 발진은 고통 및 장애를 초래할 수 있으므로 치료를 요함. 반복적인 발생(3~4주 동안)에 비해 처음 발생한 발진이 소실되는데 오래 걸림.

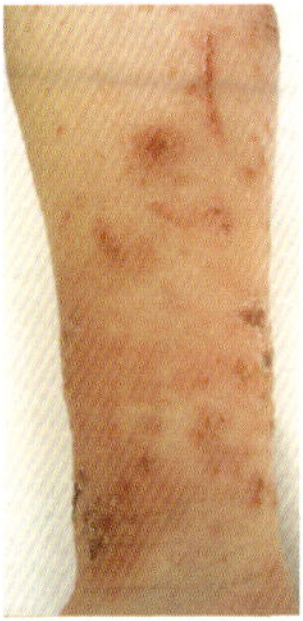

Source: From Barankin B & Freiman A (2006).

버짐(ringworm)

- 진균 감염
- 감염된 사람/애완동물 또는 감염된 사람이 만진 물체와의 피부 접촉을 통해 전염
- 발진이 접촉 수일후 발생
- 반지 또는 동전 크기의 반점(직경 0.5~1인치)
- 비늘이 벗겨지며 중심부가 분명함
- 가려울 수 있음
- 신체에서 15주 이내에 자연적 면역이 생성되나 항진균 크림의 사용이 발진을 더 빠르게 소실시킴

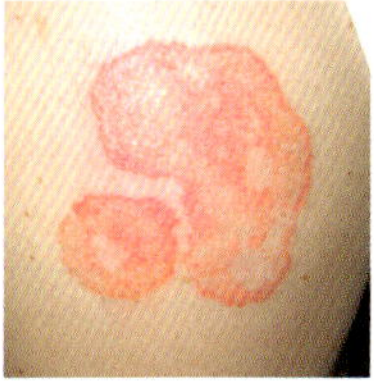

바이러스성 사마귀(viral warts)

- 사람유두종바이러스에 의한 양성 피부 종양
- 주 병변 위치 = 손, 발, 얼굴, 생식기
- 돔 모양의 마디에 검은 반점이 동반(혈전이 생긴 모세혈관)

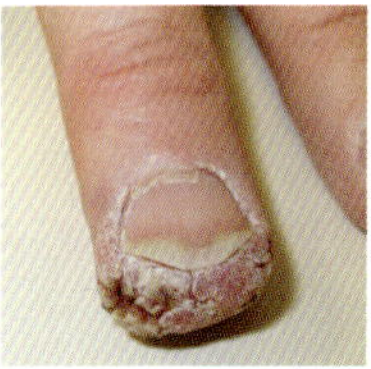

Source: From Barankin B & Freiman A (2006).

소화기 병변

궤양

- 비스테로이드성 소염진통제 복용력 또는 *헬리코박터* 감염 존재
- 무디게 쏘는/타는 듯한 통증이 등뼈 6~12번 중심부에 위치하며 어깨위로 전이
- 제산제로 일시적인 증상 완화
- 오심, 커피 찌꺼기색의 구토물
- 혈변 또는 흑색변
- 수주간 증상 소실되기도 함

위궤양		십이지장 궤양
식후 30~60분	상복부 경련	식후 2~3시간
Ⓛ상복부	국소 압통	정중앙의 우측

막창자꼬리염

발병: 청소년 및 젊은 성인에서 가장 흔함

징후 및 증상 – 발생 비율이 높은 순	감별 진단
■ 우하복부 통증, (양성) McBurnery's point 통증 → 우측 넙다리/고환으로 전이 ■ 오심, 구토, 야간 발한 ■ 배곧은근 경직 ■ Psoas 징후 (양성) ■ Obturator 징후 (양성) ■ 천공이 동반되지 않는 한 미열의 발열 (천공 시에는 고열 발생) ■ 반동성 압통 (양성) ■ 증상 이완 자세: 무릎을 가슴에 붙인 상태로 눕기	■ 혈색소 감소 ■ 적혈구 용적 감소 ■ 네일 베드의 변화 ■ 창백한 피부색 ■ 피로 ■ 이완기 혈압 감소

Source: American Family Physician
http://www.afp.org/afp/991101ap/2027.html

장 질환

염증성 장 (크론 또는 궤양성 큰창자염)	과민성 장	큰창자/곧창자암
■ 관절통 ■ 피부 병변 (발목, 정강이) ■ 광과민성 ■ 방귀/배변 시 통증 감소 ■ 실혈로 인한 빈혈 ■ 체중 감소 ■ 곤봉지 ■ 발열 ■ 직장 출혈 ■ Psoas 검사 (양성)	■ 초기 성인기 여성에 발병 ■ 스트레스와 연관 ■ 다양한/간헐적인 징후 및 증상 ■ 복부 경련 ■ 오심 및 구토 ■ 방귀 ■ 배변 양상의 변화 ■ 악취	■ 치질 ■ 곧창자 출혈 ■ 하지로 전이되는 허리통증 ■ 배변 양상의 변화 ■ 오심 및 구토 ■ 체중 감소 ■ 철 결핍에 의한 피로 및 호흡곤란 ■ 적색/마호가니색 변

간 병변

엡스타인 바 바이러스 (단핵세포증)

3대 증상 (1~4주간 지속)

- 발열
- 인후염
- 림프선 부종

관련 징후 및 증상

- 백혈구 및 림프구 증가
- "Mono Spot" 검사 반응 (양성)
- Paul–Bunnel 이종친화성 항체 검사 (양성)
- 지라 부종
- 간 장애

내분비 질환

당뇨의 징후 및 증상

- 배뇨 증가
- 구갈
- 배고픔 증가
- 피로, 권태감
- 체중 감소
- 감각 이상 (발과 손)

혈당 이상

저혈당	고혈당
■ 혈당 < 50~60mg/dL ■ 피부가 창백하고, 차갑고, 땀이 많이 남 ■ 지남력 감소 또는 초조 ■ 두통 ■ 침침한 시야 ■ 불분명한 발화 ■ 두근거림을 동반한 빠른맥 ■ 위약/떨림/의식 소실 ■ 입술/혀의 마비	■ 혈당 > 180mg/dL ■ 피부가 건조하고 붉어짐 ■ 호흡에서 단내 ■ 침침한 시야 ■ 어지럼 ■ 위약 ■ 오심 ■ 구토 ■ 경련 ■ 배뇨 증가 ■ 의식 소실/경련

비뇨생식기 질환

경구 피임약의 위험

- 망막동맥혈전
- 뇌혈관장애
- 폐색전
- 심근경색
- 간정맥혈전
- 창자간막정맥혈전
- 혈전정맥염
- 황달
- 간 선종
- 쓸개돌

Source: Rubin E & Faber JL(1994).

자궁내막증

골반염증성 질환(PID)의 일종

- 30~40대
- 월경 전 및 월경 중 악화
- 성교 시 통증
- 반복적 허리엉치부 통증
- 불임

방광염-토리콩팥염 (요로감염)

- 배뇨시 통증
- 소변에 백혈구 및 세균 (백색 원주)
- 탁한 소변
- 허리통증
- 발열, 오한
- 오심
- 식욕 소실
- 콩팥 타진 시 통증

자궁외 임신

위험인자

- 골반염증성 질환의 병력
- 자궁내막증
- 골반 수술력
- 과거 자궁외 임신력

증상 및 징후

- 하복부 통증
- 골반 또는 허리 통증
- 어깨로 전이되는 통증
- 반동성 압통

주의: 나팔관은 임신 12주에 전형적으로 파열됨.

고환염전

- 8~30세에 가장 흔함
- 심한 불편감
- 오심, 구토
- 빠른맥
- 고환이 커지고 압통이 발생하며 통증이 샅굴부위로 전이
- 고환이 음낭에 높게 위치

성병(STD)

생식기 포진

- 저림, 소양증, 생식기 통증
- 작은 농포 및 소수포의 발진
- 병변은 5일 이내 파열되어 습윤한 궤양이 됨
- 배뇨 곤란 및 요저류
- 발열, 두통, 권태, 근육통, 림프절종창

칸디다증 = 효모 감염, 아구창

- 항생제 치료, 호르몬 수치 증가 (임신, 경구 피임약), 당뇨 등에 기인

임질

성교 또는 태생 시 모자간 전염(3~5일의 잠복기)

- 요도 통증, 배뇨 곤란
- 분비물
- 성교통
- 질 출혈 (드문 또는 성교 후)
- 발열
- 복통

매독

성교 시 체액, 키스, 피부 찰과상을 통하거나 자궁내 모자간 전염.

- 1° – 노출 부위에 굳은 궤양; 1주에서 3개월 동안 잠복; 매우 전염성이 높음; 단추 모양의 농포(무통성)
- 2° – 발진 (손바닥 및 발바닥), 전신적 증상, 오심, 식욕 소실, 발열, 인후염, 구내염, 눈 감염, 생식기에 적갈색의 2~3cm 크기의 병변 (악취나는 전염성의 분비물)
- 3° – 심혈관 및 신경계에 파괴적인 병변

인체 면역 결핍 바이러스 (HIV)
후천성 면역 결핍 증후군 (AIDS)

전이: 혈액 물질, 뇌척수액, 정액, 질 분비물, 모체 감염

초기 HIV 징후	진행된 HIV 징후
■ 발열, 야간 발한 ■ 만성 설사 ■ 구강 감염 ■ 질 칸디다증 ■ 기침 ■ 숨가쁨 ■ 피부/손톱 변화	■ 카포시 육종– 다발성 자주색 피부 반점 ■ 지속적인 기침 ■ 발열, 야간 발한 ■ 쉽게 멍듬 ■ 아구창 ■ 근 위약 ■ 동반질환: 결핵, 폐렴, 림프종, 포진, 주혈 원충병

Source: Goodman C & Snyder T (2000).

신경정신학적 질환

우울증의 증상 및 징후

- 슬픔: 자주/설명할 수 없는 울음
- 죄책감, 무력감 또는 희망이 없음
- 자살에 대한 생각
- 수면 장애
- 피로 또는 에너지 감소; 무감동
- 식욕 소실; 체중 소실/증가
- 집중, 기억 & 의사 결정의 어려움
- 조울증 (조증–우울증)– 십대 후반에 남녀 동일 빈도로 가장 호발하며, 강한 유전적 요소를 지님. 신경전달물질 이상으로 인할 수 있음

식이 장애

주의: 마른 청소년에서의 느린맥은 거식증의 **위험 징후**임.

거식증	폭식증
■ 최소 체중 미만 ■ 살찌는 것에 대한 두려움 ■ 자주 굶음 ■ 우울 ■ 사회활동 위축 ■ 불면증 ■ 성욕 감퇴 ■ 스스로 구토 유발 ■ 과도한 운동 ■ 이뇨제 ■ 무월경 ■ 콜티졸, 세로토닌, 성장 호르몬, 콜티코트로핀 분비 요소 증가 ■ LH, FSH, TSH 감소 ■ 느린맥 ■ 저혈압 ■ 부정맥 ■ 거친 피부, 치아 우식증, 빈혈, 골다공증 ■ 임상 병리 검사– 저칼륨혈증, 혈중요산질소 증가, 대사산 알칼리증	■ 폭식 ■ 스스로 구토 유발 ■ 지사제, 이뇨제 ■ 과도한 운동 ■ 과식과 단식주기를 반복 ■ 살찌는 것에 대한 두려움 ■ 비만일 수 있음 ■ 치아 에나멜의 부식 ■ 경련 ■ 위약 및 피로 ■ 임상 병리 검사– 대사성 산증, 아밀라제 감소, 저칼륨혈증, 저마그네슘혈증

Source: Boissonnault WG (2005).

공황 장애의 징후 및 증상

- 박동성 빠른맥
- 가슴통증
- 어지럼, 오심
- 호흡곤란, 숨가쁨
- 양측성 감각 마비
- 얼굴 저림
- 발한 또는 오한
- 손 뒤틀림
- 지각 장애
- 공포감
- 조절 불가에 대한 극도의 두려움
- 죽음에의 공포
- 질식에 대한 생각
- 현기증

강박 장애

정보 처리 장애를 초래하는 뇌 질환. 특징적으로 학령전기에서 40세 사이에 발현.

강박의 종류	관련된 강박 행동
오염에 대한 두려움 (미생물, 흙 등)	씻기
본인/타인을 해쳤다는 생각	반복하기
조절 불가/공격성향 욕구에 대한 생각	확인하기
성적 사고/욕구가 끼어듦	만지기
과도한 종교적/도덕적 의심	세기
금지된 사고	지시/정리하기
"그대로" 두려는 요구	축적/저축하기
말하고, 묻고, 고백하려는 요구	기도하기

Source: http://www.ocfoundation.org/

기분 장애 설문지(The mood disorder questionnaire; MDQ)

질문 :	예	아니오
1. 평소의 본인이 아니며, 다음에 해당한 적이 있었는가?		
■ 너무나 기분이 좋고 들떠서 다른 사람이 보기에 당신이 아닌 것 같다고 느끼거나 문제를 초래한 적이 있었는가?		
■ 너무나도 초조해서 타인을 향해 소리치거나 싸움 또는 논쟁을 시작한 적이 있었는가?		
■ 평소보다 훨씬 더 자신감이 있다고 느낀 적이 있었는가?		
■ 평소보다 훨씬 적게 자고 전혀 부족함이 없다고 느낀 적이 있었는가?		
■ 평소보다 말을 많이하거나 빨리 말한 적이 있었는가?		
■ 생각이 당신의 머리를 질주하거나 생각을 천천히 할 수 없었던 적이 있었는가?		
■ 주변에 의해 너무나 쉽게 산만해져서 집중하거나 궤도를 유지하기가 어려운 적이 있었는가?		
■ 평소보다 더 많은 에너지를 지닌 적이 있었는가?		
■ 평소보다 훨씬 활동적이거나 많은 일을 한 적이 있었는가?		
■ 평소보다 훨씬 사회적이거나 외향적인, 예로, 한 밤중에 친구에게 전화를 한 적이 있었는가?		
■ 평소보다 섹스에 훨씬 더 관심이 생긴 적이 있었는가?		
■ 본인이 늘 하지 않던 일을 하거나 다른 사람이 보기에 과도하거나, 어리석거나, 위험한 일을 한 적이 있었는가?		
■ 돈을 낭비해서 당신 또는 당신의 가족이 문제에 빠진 적이 있었는가?		

(다음 페이지 본문 계속)

기분 장애 설문지(MDQ) *(계속)*

질문 :	예	아니오
2. 만약 1개 이상에 "예"를 선택했다면, 같은 시기에 이들이 여러 번 발생하였는가?		
3. 이들로 인해 얼마나 큰 문제가 초래되었는가? – 예를 들어, 일을 하는 것; 가족, 돈, 법률적 문제; 논쟁 또는 싸움에 빠짐 **없음** **사소함** **중등도** **중증의 문제**		
4. 친척(즉, 자녀, 형제, 부모, 조부모, 이모, 삼촌) 중에서 조울증 또는 양극성 장애를 앓는 사람이 있는가?		
5. 의료인으로부터 조울증 또는 양극성 장애로 진단받은 적이 있는가?		

점수 알고리즘:

다음 기준 중 3개 모두에 해당**해야지 양성**임:

- 질문 13개 중 1~7개에서 "예" 반응
- 질문 2– "예" 반응
- 질문 3–"중등도" 또는 "중증" 반응

Source: Hirschfeld RM et al. (2000).

기타 병변

세균성 뇌막염 = 내과적 응급 (특히, 소아에서)

영아	성인
■ 발열 ■ 권태 (저긴장증) ■ 식이 저하 ■ 구토 ■ 호흡기 장애 ■ 무호흡 ■ 청색증 ■ 역설적 초조 (가만히 있으면 조용하고 붙잡으면 움) ■ 30~40%에서 경련	■ 두통, 발열, 오한 ■ 광선 공포증 ■ 구토, 오심 ■ 상기도 염증 증상 ■ 20~30%에서 경련 ■ 혼돈 ■ Kernig 징후 (양성) = 엉덩관절 90° 굽히고, 무릎 펼 때 통증 유발 ■ Brudzinski 징후 (양성) = 누운 채로 목 굽힘 시 통증 유발 ■ 경부 경직 ■ 졸림

Source: Boissonnault WG(2005).

청소년 암 선별 검사

- 뼈육종
  - 청소년기 가장 흔한 뼈 악성종양
  - 남아에서 여아에 비해 2배 이상 호발
  - 넙다리뼈, 정강뼈, 종아리뼈에서 흔함
  - 통증 및 부종이 운동 또는 야간에 악화
  - 병적 골절이 궁극적으로 발생할 수 있음
- 백혈병
  - 정상 소아 질환과 유사하여 진단이 어려움
  - 발병은 서서히 나타날 수도 있고 갑자기 나타나기도 함
  - 발열, 식욕 소실
  - 창백한 피부 및 자주 멍이 듬
  - 목 림프절 비대
  - 지라 및 간 비대로 인해 복부 돌출
  - 초조 증가

모양세포 성상세포종 (5~14세에 호발)

- 두통 – 오전에 악화
- 두통 : 활동, 발살바 기법, 웅크릴 때 시 증가 (두개내압 증가)
- 경련
- 시각 변화
- 구토
- 실조

뼈 종양 (예후가 대개 안 좋음)

- 긴뼈의 끝부분에 위치
- 대개 무증상임
- 체위에 영향 받지 않는 야간 통증
- 부종
- 발열, 야간 발한
- 피로, 체중 감소

호치킨씨병 – 남성 > 여성(5:1)

- 림프절 > 1cm – 압통, 고무 양상, 딱딱함 (4주 이상 지속)
- 소양증 (야간에 악화)
- 발열, 야간 발한
- 거식증, 빈혈
- 황달
- 부종
- 마른 기침, 호흡곤란
- 가슴통증
- 청색증

근골격 병변

오타와 무릎 규칙

*무릎*의 X-ray는 환자가 다음 기준의 증상을 나타낼 때에만 촬영함

- 55세 이상
- 무릎뼈의 국소적 압통
- 종아리뼈머리의 압통
- 90° 이상 굽힘이 안 될 때
- 수상 직후와 응급실에서 체중 부하 (4걸음)가 안 될 때 (다리를 저는 것을 무관)

오타와 발목 규칙

*발목*의 X-ray는 환자가 다음 기준의 증상을 나타낼 때에만 촬영함

- 안쪽 복사뼈 먼쪽 6cm의 뒤쪽 가장자리 뼈에서의 압통
- 가쪽 복사뼈 먼쪽 6cm의 뒤쪽 가장자리 뼈에서의 압통
- 수상 직후와 응급실에서 체중 부하 (4걸음)가 전혀 안 될 때

가쪽 사진

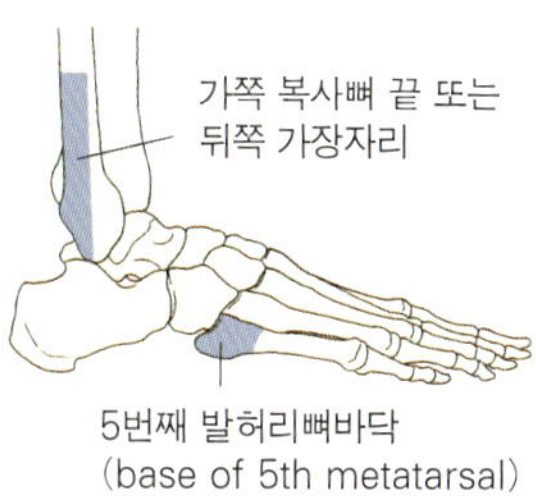

안쪽 사진

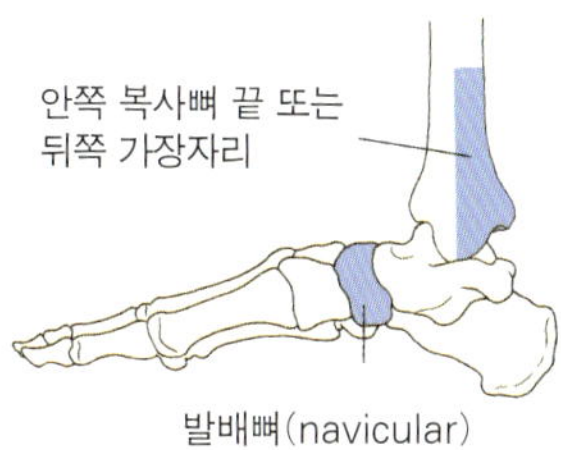

오타와 발 규칙

발의 X-ray는 환자가 다음 기준의 증상을 나타낼 때에만 촬영함

- 발배뼈의 압통
- 5번째 발허리뼈바닥의 압통
- 수상 직후와 응급실에서 체중 부하 (4걸음)가 전혀 안 될 때

골다공증

골밀도를 감소시키는 물질	3가지 이상의 위험인자 = 고위험
■ 알루미늄 ■ 항경련제 ■ 코르티코스테로이드 ■ 세포독성 약물 ■ 티록신 증가 ■ 헤파린 ■ 카페인 ■ 담배	■ 백인종 ■ 여성 ■ 65세 이상 ■ 물질 남용 (흡연, 알콜) ■ 유당분해효소결핍증 또는 칼슘 섭취 저하 ■ 활동량 저하 ■ 갑상선 질환, 비스테로이드성 소염진통제, 스테로이드 ■ 가족력 ■ 콩팥 질환 ■ 마른 체형/저 체중 ■ 조기 폐경

징후 및 증상

- 심한 국소적 등허리뼈 통증
- 지속적인 자세로 통증 증가
- 발살바로 통증 증가
- 구부린 자세로 통증 경감
- 신장 1인치 이상 감소
- 척주옆굽음증
- 과부의 혹

Source: Boissonnault WG (2005).

손목굴증후군의 전신적 원인

- 당뇨
- 호르몬 불균형
- 임신
- 통풍
- 그레이브스 병 (갑상선 항진증)
- 부갑상선 항진증
- 갑상선 기능 저하증
- 간 질환
- 구강 피임약
- 비만

Source: Goodman C & Snyder T (2000).

섬유동통증후군

- 광범위한 통증이 3개월 이상 지속
- 근육통 및 조조 강직
- 피로 및 야간에 분비되는 성장 호르몬 감소로 인한 수면 장애
- 연부조직 부종
- 두통, 호흡곤란, 어지럼
- 광과민증
- 안구 및 구강건조증
- 18 압통점 중 11점 이상 존재

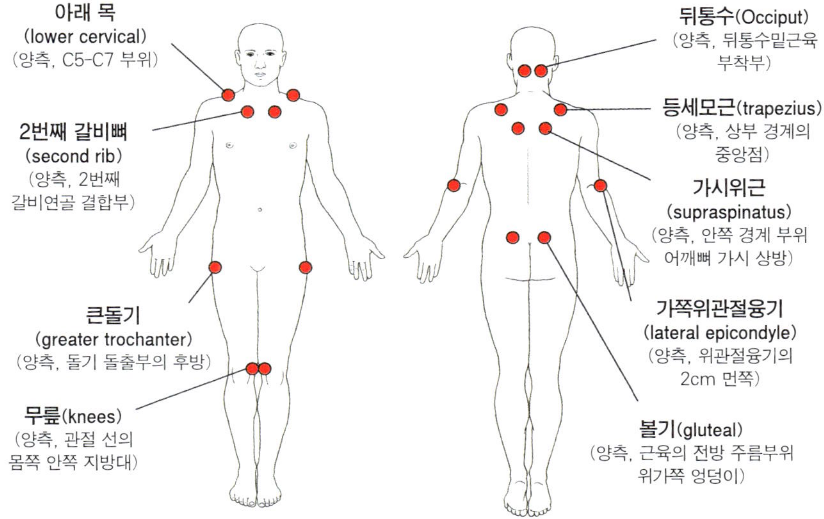

Source: Adapted from Goodman CC & Boissonnault WG (1998).

관절 변화		
퇴행성 관절염	**류마티스성 관절염**	**통풍**
■ 비대칭적 침범	■ 대칭성 관절 부종	■ 몇개의 관절만 침범
■ 체중을 받는 큰 관절	■ 작은 관절-손, 발, 손목	■ 가장 흔한 부위: 1번째 발허리발가락관절, 무릎, 손목
■ 관절 면의 연속성 소실	■ 홍반 및 발열	■ 갑작스러운 발생의 심한 통증
■ 뼈곁돌기 형성	■ 휴식 후 심한 통증	■ 활막액에서의 요산 결정
■ 관절 내 유리체	■ 체중 감소, 영양 결핍	■ 연령 증가 시 빈도 증가
■ 연부조직 구축	■ 정력 감소 및 위약	■ 남성 > 여성
■ 관절운동범위 감소	■ 단백질 분해 효소의 증가	■ 대개 야간에 시작됨
■ 활동 후 강직	■ 지라 비대	
■ 심부 통증	■ 림프절종창	
	■ 심장 및 폐 병변	
	■ 관절 아탈구	
	■ 혈관염	
	■ 류마토이드 결절	

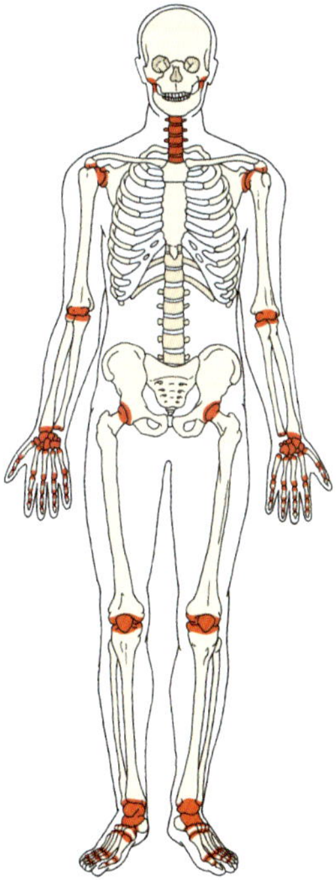

류마티스성 관절염
(rheumatoid arthritis)

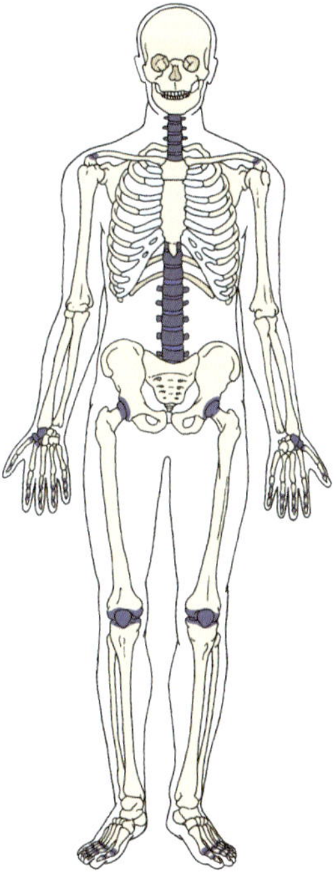

골관절염
(osteoarthritis)

신경근육 병변

스타틴의 부작용

- 근육의 협동 소실
- 말하기 및 단어를 분명하게 발음하기 어려움
- 균형 소실
- 섬세 운동 기술 소실 (쓰기 어려움)
- 연하 장애
- 지속적인 피로
- 관절 및 근육 통증 및 강직
- 현기증 및 지남력 장애
- 심한 두통

가설: 스타틴(statin)은 저밀도 지단백을 낮추기 위해 콜레스테롤 생산을 억제하며 세포막 퇴행을 간접적으로 유발할 수 있음

뇌종양의 가능한 징후 및 증상

- 두통 – 뇌내압 상승
- 구토
- 시각 변화
- 의식 변화
- 경련
- 근 위약
- 방광 기능 이상
- 협응기능 변화
- 바빈스키 징후 (양성)
- 근경련 (발목 또는 손목)

척수 손상 자율신경 반사부전

척수손상 환자에서 자율신경 반사의 항진

- 심한 고혈압
- 느린맥
- 두통
- 수상 부위 아래로 혈관 연축, 피부 창백 및 소름
- 수상 부위 위로 동맥 확장, 붉은 피부 및 심한 발한

말총증후군 (CES)

척수의 하부 (허리) 끝의 신경뿌리 다발(말총)을 침범하는 드문 (10,000명당 4명 미만) 질환으로 수술을 요하는 응급 상황임. 뇌의 연장인 신경뿌리는 골반 장기 및 하지와 신호를 주고 받음. 말총증후군은 신경뿌리가 압박되고 마비되었을 때 발생하며 감각 및 운동을 차단함. 방광 및 장의 기능을 조절하는 신경뿌리가 특히 손상받기 쉬움.

징후 및 증상

- 배뇨 및 배변 변화 (괄약근 긴장도 저하)
- 안장형 무감각 (화장실에서 휴지를 닦을 때 다르게 느껴짐)
- 전반적 또는 진행성 하지 마비: 주로 발가락 폄 및 발바닥쪽/발등굽힘
- 발 감각 결손 (양측성)
- 반사 저하
- 통증이 양 하지로 전이
- 바빈스키 징후 (–)
- 직하지거상 (+)

중증 근무력증

중증근무력증은 "중증의 근 무력"을 의미하는 그리스 및 라틴어에서 유래함. 이는 아세틸콜린 수용체가 차단되는 면역계 문제임.
주 발병 시기: 20~30대 여성 > 남성 및 50대 이상 남성 > 여성

징후 및 증상

- 겹보임 및 눈꺼풀처짐 = 가장 흔한 증상
- 몸쪽 근 위약
- 눈 움직임 조절 및 얼굴 표정 문제
- 연하 및 저작 문제
- 구음장애/연하장애
- 음성 변화
- 감격 변화 또는 깊은힘줄반사의 변화는 없음

edrophonium chloride(Tensilon) 검사는 이 물질을 정맥으로 주사하여 시행. 주사 직후 근력의 향상은 중증 근무력증의 진단을 강력하게 지지함.

길랑 바레 증후군 (GBS)

자가면역 반응에 기인한 말초신경의 진행성 탈수초화. 흔히 바이러스성 또는 상부호흡기감염 이후

발생: 모든 연령에서 발생하나 특히, 15~35세 및 50~75세에 호발함

남성 > 여성 1.5:1

징후 및 증상

- 위약 – 대칭적 하지 > 상지 > 호흡기
- 감각이상이 발가락에서 시작해서 점차 몸쪽으로 진행 (감각 소실은 없음)
- 통증 = 허리 및 엉덩이
- 뇌신경이 45~75%의 경우에서 침범됨
- 비대칭적인 얼굴 위약, 연하곤란, 구음장애
- 불안정한 생체 징후
- 반사 감소 및 근긴장도 저하
- 발열, 오심, 피로

근육위축가쪽경화증 (ALS)

루게릭씨병으로 알려진 진행성의 치명적인 운동 신경원 질환으로 유전성임(100,000명당 5명 미만) 근육위축가쪽경화증의 평균 생존 기간은 3~5년임. 모든 감각계 및 인지는 정상임.

징후 및 증상	감별 질환
■ 근 위약: 손,팔, 다리 ■ 발화, 연하, 궁극적으로는 호흡를 담당하는 근육의 진행성 위약 ■ 근전도 검사 – 세동 전위 및 속상 수축 ■ 탈신경 위축 ■ 근 효소 상승 ■ 통증을 동반한 상지 근 경련	■ 림프부종 ■ 라임 질환 ■ 척수 압박 ■ 중금속 중독

다발성 경화증

발병 시기: 13~35세; 여성〉 남성 2:1
온화한 기후에서의 질환 – 위도 40~45° 에서 태어난 경우 발병율이 최대.
유전적 소인 가능
초기 병변의 가장 흔한 부위는 감각 (마비), 피라미드로 (하지 위약), 소뇌 (겉보임, 현기증) 및 시각로(침침한 시야, 한쪽 눈의 시력 소실)임.
경화판이 뇌 및 척수로 전파됨.
임상양상은 매우 다양함. 매년 급작스런 악화의 횟수가 질병의 진행과 직접적으로 연관됨. 발병시기가 빠를 수록 예후가 좋음.

징후 및 증상

- 간헐적인 편측 시각 장애
  - 침침함
  - 겉보임
- 감각이상
- 실조
- 현기증
- 피로
- 사지 위약
- 배뇨 및 배변 변화
- 사지에 압박되는 느낌
- 과반사
- 바빈스키 (+)
- 운동거리 조절이상
- Lhermitte' s 징후 = 목 굽힘 시 등으로 내려가는 전기 반응
- 온도 변화에 민감
- 몸통 근긴장도 감소로 인한 허리통증

다발성 경화증의 분류

종류(type)	양상(manifestation)
재발–완화성(relapsing remitting)	발병 후 회복됨
이차 진행성(secondary progressive)	지속적으로 진행되는 양상
일차 진행성(primary progressive)	발병부터 지속적으로 감퇴
진행–재발성(progressive relapsing)	급작스런 악화를 동반한 진행성 질환

전신홍반루푸스

원인 불명의 자가면역성 질환으로 다음을 초래
염증 및 다양한 장기의 손상
발병: 15~45세; 남성 > 여성 10-15:1
흑인 (3배 더 흔함), 인디안, 아시아인 > 백인

징후 및 증상

- 원인 미상의 발열
- 선 부종
- 체질적 증상
- 관절통-대칭적
- 관절 부종
- 피부 발진-"나비" 양상 (볼)
- 심호흡 시 가슴통증
- 극도의 피로
- 광과민성
- 평상적이지 않은 모발 소실
- 손가락 또는 발가락이 추위 또는 스트레스로 인해 창백하거나 자주색(레이노드 현상)
- 중추신경계 문제 - 경련, 두통, 말초 신경병증, 뇌혈관장애, 기질적 뇌 증후군
- 입안, 코안, 질 궤양
- 증상은 월경 동안 악화

홍반의 합병증

- 경련/정신병
- 가슴막염/심막염
- 심내막염/심근염
- 빈혈
- 토리콩팥염

주의: 여드름 약제 미노사이클린의 심각한 부작용으로 홍반 양상의 증상이 나타날 수 있음

심혈관 및 폐 병변

폐렴의 임상 징후

- 발열, 오한
- 가슴통증
- 숨가쁨
- 기침
- 철 색깔의 가래

천식

유발요인

- 호흡기 감염
- 흡연/대기 오염물
- 알레르기 반응
- 운동
- 차가운 환경
- 스트레스

징후 및 증상

- 쌕쌕거림
- 날숨 연장
- 호흡 곤란
- 기침
- 숨가쁨

천식 흡입제

- **단기 작용 기관지 확장제**= 즉각적인 증상 호전; 예: albuterol (Proventil, Ventolin), pirbuterol(Maxair)
- **장기 작용 기관지 확장제**= 증상 호전까지 12시간 소요될 수 있음; salmeterol; formoterol(Foradil)
- **코르티코스테로이드**= 장기 증상 예방, 최대 효과 발현까지 7일 정도 소요될 수 있음; 예: beclomethasone dipropionate(QVAR); fluticasone(Flovent); budesonide(Pulmicort); triamcinolong acetonide(Azmacort); flunisolide (AeroBid)
- **비스테로이드제제**= 장기 염증 예방; 예: Cromoly, nedocromil
- **코르티코스테로이드+기관지확장제** = 장기 작용제 병용; 예:Advair

빈혈

원인

- 항암치료
- 소화기 출혈
- 류마티스 관절염
- 낭창
- 후천성 면역결핍 증후군
- 암
- 수술

징후 및 증상

- 혈색소 감소
- 적혈구 용적 감소
- 네일 베드의 변화
- 창백한 피부
- 피로
- 이완기 혈압 감소

Source: Goodman C & Snyder T (2000).

일과성 허혈성 발작 (TIA)

침범된 뇌혈관에 따른 증상

- 앞대뇌동맥 = 하지 > 상지; 이마엽 징후
- 중간대뇌동맥 = 아래팔, 손 및 입 침범
- 뒤대뇌동맥 = 시각 장애, 희뿌옇게 됨, 침침함, 안개 낌

뇌졸중의 경고 징후

- 얼굴 및 사지에 갑작스런 위약 또는 감각마비
- 한 눈의 시력 소실 또는 눈앞이 캄캄해짐
- 말하기 또는 이해하기의 어려움
- 갑작스러운 심한 두통
- 설명할 수 없는 어지럼, 불안정 또는 낙상

출혈성 뇌졸중의 위험

- 65세 이상
- 고혈압
- 혈관 기형
- 항응고제 치료
- 간 질환
- 약물 남용
- 알콜 남용

심내막염

- 감염이 선행할 수 있음
- 발열
- 누울 때, 날숨/기침 시 통증 증가
- 앞으로 기울일 때 통증 감소
- 심박동수 및 호흡수 증가
- 목정맥 팽창

고혈압의 임상 징후

- 자발적 비출혈
- 뒤통수 두통
- 어지럼
- 시각 변화
- 야간 빈뇨
- 얼굴 홍조

Source: Goodman C & Snyder T (2000).

울혈성 심부전의 징후 및 증상 (CHF)

- 숨가쁨, 호흡곤란
- 2° 앉아숨쉬기로 인해 앉아서 수면
- 간 비대
- 하지 부종
- 가슴막삼출액
- 음낭 부종
- 목정맥 팽창
- 빠른맥
- 신 관류 저하

나이트로글리세린의 다양한 형태별 작용시점 및 기간

작용시점	형태	작용기간
20~45 분	입안(oral)	4~6 시간
2~3 분	볼점막(buccal)	3~5 시간
1~3 분	혀밑(sublingual)	30~60 분
30 분	연고(ointment)	4~8 시간
< 30 분	패치(patches)	8~24 시간

Source: Ciccone CD (2002).

남성에서 심근경색의 징후 및 증상

- 복장밑 압력, 압박감, 쥐어짜는 느낌
- 체위 또는 나이트로글리세린에 의해 완화되지 않음
- 호흡곤란
- 오심, 구토, 어지럼
- 두근거림, 발한

여성에서 심근경색의 징후 및 증상 (발생 빈도순)	
전조 증상 평균 = 5.71 ± 4.36	급성기 증상 평균 = 7.3 ± 4.8
■ 이상 피로(71%) ■ 수면 장애(48%) ■ 숨가쁨(42%) ■ 소화불량(39%) ■ 불안(36%) ■ 심박동 증가(27%) ■ 팔의 위약 또는 무거움(25%) ■ 사고 또는 기억의 변화(24%) ■ 시각 변화(23%) ■ 식욕 소실(22%) ■ 손/팔 저린 느낌(22%) ■ 오후에 호흡곤란(19%) ■ 팔 통증(19%) ■ 기침(18%) ■ 두통 빈도 증가(13%) ■ 중앙 상부 가슴통증(14%) ■ 어깨 통증(13%) ■ 일반 가슴통증(13%) ■ 좌측 어깨/팔 통증(12%) ■ 양손 감각마비(11%) ■ 좌측 유방 통증(9%) ■ 두통의 강도 증가(9%)	■ 호흡곤란(58%) ■ 위약(55%) ■ 이상 피로(43%) ■ 어지럼(39%) ■ 식은 땀(39%) ■ 오심(36%) ■ 팔의 위약 또는 무거움(35%) ■ 팔 통증(32%) ■ 발열감 또는 홍조(32%) ■ 소화불량(31%) ■ 중앙 상부 가슴통증(31%) ■ 심박동 증가(23%) ■ 좌측 팔/어깨 통증(22%) ■ 어깨 통증(21%) ■ 팔/손 저린 느낌(21%) ■ 일반 가슴통증(20%) ■ 식욕 소실(19%) ■ 구토(19%) ■ 목/목안 통증(16%) ■ 두통(15%) ■ 좌측 유방 통증(15%) ■ 시각 변화(13%) ■ 양측성 팔 통증(12%) ■ 기침(11%) ■ 어깨 상부 통증(10%) ■ 턱/이빨 통증(10%)

Source: McSweeney JC, et al. (2003).

주의: 현재 문헌상 심근경색의 징후 및 증상은 남성과 여성에서 현저한 차이를 보임. 그러므로 이들 성별에 따른 특징의 차이를 구별해야 함.

깊은정맥 혈전증에 대한 Wells 임상 점수

임상 변수	점수
활동성 암 (치료 중이거나 치료 6개월 이내)	+ 1
하지의 마비 또는 최근의 부동	+ 1
최근 3일 이상의 침상 안정 또는 4주이내의 주 수술	+ 1
깊은 정맥계의 분포에 따른 국소화된 압통	+ 1
하지 전반의 부종	+ 1
건측 하지에 비해 3cm 이상되는 종아리 부종	+ 1
깊은정맥 혈전증의 이전 병력	+ 1
곁얕은정맥 (비정맥류)	+ 1
대체 진단	− 2
총 점수	
높은 가능성	≥ 3
중등도 가능성	1–2
낮은 가능성	≤ 0

Source: Anand SS, Wells PS, Hunt D, et al. (1998).

깊은정맥 혈전증의 추가적인 위험 요인

- 후천성 면역 결핍증
- 정맥류
- 심박동기
- 임신
- 비만
- 급성 심근 경색
- 장기간 비행기 여행
- 최근의 중심 정맥 도관술
- A 혈액형
- 안티트롬빈 결핍
- 입안 피임제

색전의 원인

동맥성(arterial)	정맥성(venous)
■ 동맥경화가 발생한 목동맥 ■ 심방세동에 있는 왼심방 ■ 승모판 ■ 대동맥판 ■ 심근경색이 있는 왼심실 ■ 동맥경화가 발생한 대동맥 ■ 동맥류를 동반한 대동맥 ■ 동맥류 또는 동맥경화가 있는 엉덩동맥	■ 정맥 도자 ■ 경색이 발생한 폐 ■ 주사 (즉, 공기 등) ■ 양수 ■ 암이 발생한 콩팥 ■ 골절에 의한 지방 색전 ■ 부동에 의한 하지 혈전

폐색전의 징후 및 증상

- 협심증 양상의 통증 또는 뭉개는 듯한 가슴통증
- 호흡곤란, 쌕쌕거림, 수포음
- 객혈, 만성 기침
- 혈압 저하
- 발열
- 빈호흡 (>16회/분)
- 빠른맥 (>100회/분)
- 발한

Source: Rubin E & Faber JL (1994).

지라 병변의 징후 및 증상

- 빈혈의 병력
- 치은염, 잇몸 통증/출혈
- 혀 통증
- 피로
- 현기증/이명
- 추위/감염에 대한 저항력 감소
- 근긴장성 두통
- 빠른맥
- 창백한 피부

피부 병변

대상 포진 (shingles)

- 환자의 2/3는 50세 이상
- 통증, 압통 및 감각 이상이 소수포 발진 3~5일 이전에 피부 분절을 따라 존재할 수 있음
- 전구증상으로 통증이 심장 또는 가슴막 통증과 유사하게 나타남
- 홍반 및 소수포가 피부 분절을 따라 분포
- 가피로부터의 농포는 2~3주 지속
- 흉부 (50%) 및 삼차신경의 눈신경분지가 가장 흔히 침범되는 부위
- 호흡기포 또는 수포와의 직접 접촉을 통해 전염

연조직염

피부의 심각한 세균성 감염으로 림프절과 혈류를 통해 전파 가능. 연조직염은 전염성이 없음.

위험군

- 당뇨
- 순환기 문제
- 간 질환
- 습진
- 건선
- 수두
- 심한 여드름
- 울혈성 심부전 병력

징후 및 증상

- 통증, 부종, 열감
- 줄 및 희미한 변연을 지닌 홍반
- 발열 및 오한
- 최근의 피부 이상
- 두통
- 저혈압
- 림프절 비대
- 붉어진 피부위로 작은 붉은 반점이 출현

습진/피부염

피부의 비감염성 염증 상태. 습진은 그리스어로 “끓어 넘치다”을 의미하며 피부의 수포 양상을 기술함.

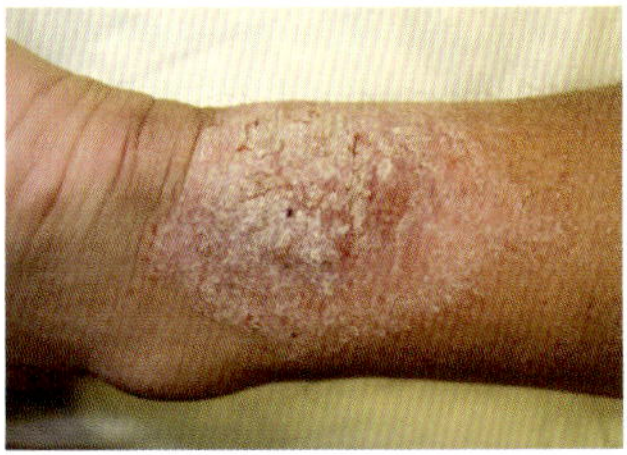

Source: From Barankin B & Freiman A (2006).

피부염의 직업적 위험

제빵가	밀가루, 조미료, 설탕, 효소, 세제
건축업자	시멘트, 고무, 유리 솜, 레진, 산, 나무
청소부	세제, 용매, 고무 장갑, 방향제
전기공	땜납, 용매, 섬유유리, 아크릴, 레진
농부/축산업자	살균제, 고무,항생제, 식물, 보존제, 동물 분비물
음식점 직원	특정 음식, 고무 장갑, 향신료, 보존제, 세제
미용사	샴푸, 표백제, 파마 로션, 염색제, 방향제
중금속 취급자	기름, 세정제, 용매, 보존제, 니켈, 크롬, 코발트
사무실 근로자	종이, 섬유유리, 고무, 염색제, 아교, 니켈
직물 취급자	용매, 포름알데히드, 염색제, 표백제, 니켈

Source: Gawkrodger DJ (2003).

건선

- 중증도의 다양성
- 최대 발현 시기=10대, 20대, 50대
- 백색 인설로 덮힌 붉은 패치를 지닌 만성 피부 질환
- 발진이 대개 폄근면(팔꿈치 및 무릎), 머리덮개, 손톱에 발생
- 건선성 관절염도 동반될 수 있음
- 베타차단제, 리튬 및 항말리리아 약물로 인해 유발되거나 악화될 수 있음

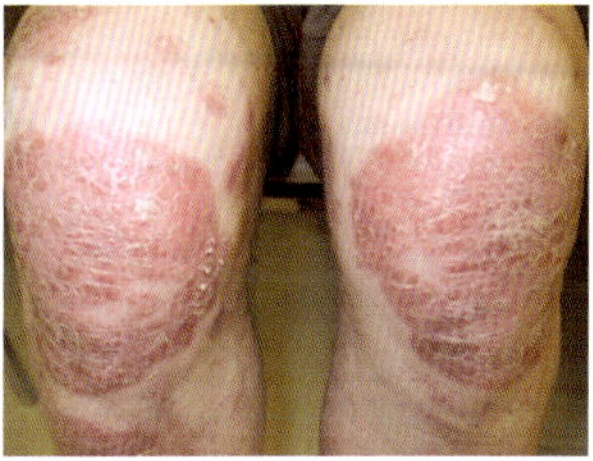

Source: From Barankin B & Freiman A (2006).

피부암

위험 인자: 심한 햇빛 노출의 병력 및 흰 피부, 희미한 모발 및 눈

기저세포(basal cell)

경고 징후:

- 3주 이상 지속되는 개방성 상처
- 붉은 패치 (가피가 생기거나 가려울 수 있음)
- 빛나는 융기 또는 결절
- 붉게 자라는 부위가 말려 올라가는 변연을 지니며 가피를 동반한 융기를 지님
- 흉터 같은 부위가 백색이며 윤기가 남

예후:

- 무통성 및 천천히 성장
- 치료 = 방사선 치료 및 절제술
- 드물게 전이

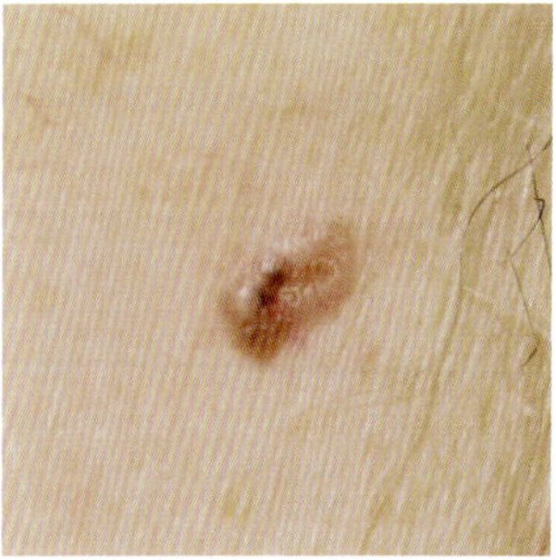

Source: From Barankin B & Freiman A (2006).

평편세포(squamous cell) 경고 징후: ■ 사마귀 같은 것이 자라면서 가피를 형성하고 출혈함 ■ 불규칙한 변연을 지닌 인설로 덮힌 붉은 패치 ■ 개방성 상처가 수 주간 지속 예후: ■ 아래 조직을 침범하거나 림프절로 전이하기 전에 수술적 절개 및 국소 용제로 세포를 제거한다면 예후가 좋음	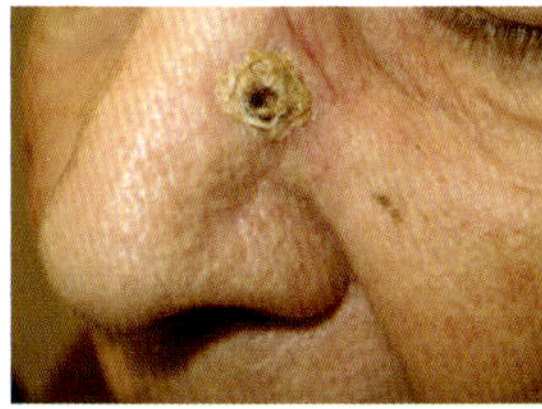 *Source:* From Barankin B & Freiman A (2006).
악성 흑색종 (malignant melanoma) 경고 징후(ABCDE): ■ **비대칭 모양**의 반점 ■ 들쭉날쭉한 경계를 지닌 불규칙한 **가장자리** ■ **색깔**이 다양/혼합됨 ■ **직경**이 7mm 이상 ■ **진행성** ■ 가렵고, 껍질이 벗겨지고, 출혈이 발생할 수 있음 예후: ■ 흑색종의 병기에 강하게 영향을 받음– 국소 수술에서 항암치료/방사선치료에 이름	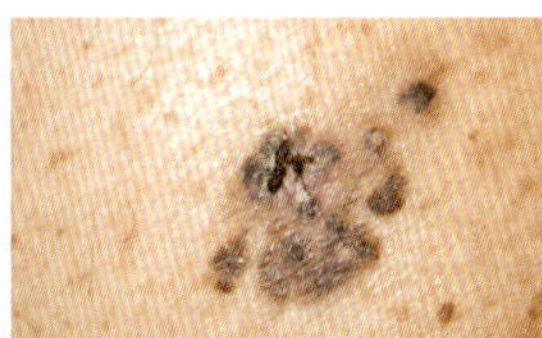 *Source:* From Barankin B & Freiman A (2006).

Source: http://www.skincancer.org.

라임 질환

주의: 다발성 전신 염증 질환임. 진드기 스피로헤타의 전이는 48시간 동안 발생함. 혈액 검사는 질병의 진단이 아닌 확진을 위해 사용. 임상가는 길랑-바레 증후군, 다발성 경화증, 섬유 근육통 증후군 등을 감별해야 함.

조기 국소 단계(Early localized stage)

- 발진, 홍반의 발생이 7~14일 이내 발생 (범위 = 3~30일)
- 발진은 적색의 파급성 발진일 수도 있고, 링을 지닌 중심점 (황소의 눈)일 수도 있음
- 발진의 평균 직경은 5~6인치
- 발진은 촉진시 따뜻할 수도 있고, 아닐수도 있음
- 발진은 대개 통증 및 소양증이 없음
- 발열
- 권태
- 두통
- 근육통; 관절통

조기 파종 단계(Early disseminated stage)

- 물린 부위 이외 2군데 이상의 부위에 발진
- 전이성 통증
- 두통; 뻣뻣한 목; 얼굴 마비
- 사지의 감각마비/저림
- 비정상 맥박
- 인후염
- 시각 변화
- 37.8~38.9° 의 발열
- 심한 피로

후기 단계(late stage)

- 1~2 큰 관절의 관절염
- 신경학적 변화 – 지남력 장애, 혼돈, 어지럼, 정신상태 "안개", 사지 감각마비
- 시각 장애
- 심 불규칙

Source: American Lyme Disease Foundation.

소화기 병변

사슬알균 감염 – 인후염

3~5일 지속 후 자발적으로 소실되는 질환

- 인후염
- 발열
- 권태
- 구통

포도알균 감염

그람 음성	그람 양성
대개 의료 기기를 통함: ■ 정맥 주사 ■ 심판막 ■ 심장 박동기 ■ 의지 ■ 단락술 ■ 도자관	■ 종기, 다락지, 큰종기, 골수염 ■ 감염된 화상 ■ 감염된 수술적 창상 ■ 호흡기 감염 ■ 세균성 관절염 ■ 패혈증 ■ 세균성 심내막염 ■ 독성 쇼크 ■ 식중독

궤양

- 비스테로이드성 소염진통제 복용력 또는 *헬리코박터* 감염 존재
- 무디게 쏘는/타는 듯한 통증이 등뼈 6~12번 중심부에 위치하며 어깨 위쪽 부위로 전이
- 제산제로 일시적인 증상 완화
- 오심, 커피 찌꺼기색의 구토물
- 혈변 또는 흑색변
- 수주간 증상 소실되기도 함

위궤양		십이지장 궤양
식후 30~60분	**상복부 경련**	식후 2~3시간
상복부	**국소 압통**	정중앙의 우측

탈장

위험인자

- 수술
- 무거운 물건 들기
- 백선 소실
- 임신

징후 및 증상

- 불룩 튀어나온 경우
- 타는 듯한 또는 둔한 통증
- 전방부 엉덩관절 통증 (샅굴부위/넙다리 탈장)
- 오심, 구토
- 발살바, 기침 시 통증 증가
- 탈장 압박으로 인해 Hip scour 검사 (양성)

쓸개 병변

주 위험 인자 (6 Fs)

- 여성(female)
- 백인(fair)
- 배에 가스가 찬(flatulent)
- 40대(forty)
- 비만(fat)
- 가임(fertile)

징후 및 증상

- 우상복부 통증, 어깨뼈 통증
- 지방식이 후 증상 악화
- 진통제에 반응하지 않는 통증
- 헛배부름
- 과도한 트림
- 진흙색의 변
- 구토, 오심
- 황달 (적은 비율)
- Murphy's 징후 (+) = 우상복부 촉진하면서 들숨 시 통증으로 들숨 중단

막창자꼬리염

발생: 청소년 및 젊은 성인에서 가장 호발

징후 및 증상-발생 비율이 높은 순	감별진단
■ 우하복부 통증, McBurnery's point 통증 => 우측 넙다리/고환으로 전이 ■ 오심, 구토, 야간 발한 ■ 배곧은근 경직 ■ Psoas 징후 (양성) ■ Obturator 징후 (양성) ■ 천공이 동반되지 않는 한 미열의 발열 (천공 시에는 고열 발생) ■ 반동성 압통 (양성) ■ 증상 이완 자세: 무릎을 가슴에 붙인 상태로 눕기	■ 혈색소 감소 ■ 적혈구 용적 감소 ■ 네일 베드의 변화 ■ 창백한 피부색 ■ 피로 ■ 이완기 혈압 감소

Source: American Family Physician
http://www.afp.org/afp/991101ap/2027.html

장 질환

염증성 장(크론 또는 궤양성 큰창자염)	과민성 장	큰창자/곧창자암
■ 관절통 ■ 피부 병변 (발목, 정강이) ■ 광과민성 ■ 방귀/배변시 통증 감소 ■ 실혈로 인한 빈혈 ■ 체중 감소 ■ 곤봉지 ■ 발열 ■ 직장 출혈 ■ Psoas 검사 (양성)	■ 초기 성인기 여성에 발병 ■ 스트레스와 연관 ■ 다양한/간헐적인 징후 및 증상 ■ 복부 경련 ■ 오심 및 구토 ■ 방귀 ■ 배변 양상의 변화 ■ 악취	■ 치질 ■ 직장 출혈 ■ 하지로 전이되는 허리통증 ■ 배변 양상의 변화 ■ 오심 및 구토 ■ 체중 감소 ■ 철 결핍에 의한 피로 및 호흡곤란 ■ 적색/마호가니색 변

간 병변

간염

일반적 징후 및 증상

- 오심
- 구토
- 미열의 발열/오한
- 식욕 소실
- 권태
- 황달-피부 및 눈
- 간 통증
- 짙은 소변
- 옅은 색의 변

종류	잠복기	전이	원인
A	15~45일	수인성 (만성 간염으로 진행하지 않음)	오염된 우유, 물, 조개, 비위생 상태
B	2~3개월	혈액 또는 체액 소아 = 보균자 (만성 진행 가능)	오염된 주사기, 수혈
C	15~90일	혈액 또는 체액 (만성 진행 가능)	수혈
D	25~75일	혈액 또는 체액	B형 간염과 동반 발생, 정맥 주사기 사용자
E	20~80일	수인성	오염된 우유, 물, 조개
G	미상	혈액 또는 체액	수혈, 정맥 주사기 사용자

유방암

위험 인자

- 40세 이상
- 가족력
- 비임신
- 다른 암
- 섬유성 낭종

징후 및 증상

- 촉진되는 종괴
- 젖꼭지 함몰
- 종괴 위로 피부가 움푹파임
- 피부가 붉고, 따뜻하고, 붓거나, 딱딱하고, 종괴에 통증 존재할 수 있음
- 종괴가 피부 또는 가슴벽에 고정
- 겨드랑 림프절 비대
- 젖꼭지에서의 분비물
- 유방의 움직임에 따른 통증

당뇨의 징후 및 증상

- 배뇨 증가
- 구갈 증가
- 배고픔 증가
- 피로, 권태감
- 체중 감소
- 감각 이상 (발과 손)

혈당 이상

저혈당	고혈당
■ 혈당 < 50~60mg/dL	■ 혈당 > 180mg/dL
■ 피부가 창백하고, 차갑고, 땀이 많이 남	■ 피부가 건조하고 붉어짐
■ 지남력 감소 또는 초조	■ 호흡에서 단내
■ 두통	■ 침침한 시야
■ 침침한 시야	■ 어지럼
■ 불분명한 발화	■ 위약
■ 두근거림을 동반한 빠른맥	■ 오심
■ 위약/떨림	■ 구토
■ 입술/혀의 마비	■ 경련
■ 의식 소실	■ 배뇨 증가
	■ 의식 소실/경련

이자염

징후 및 증상

- 심한 상복부 및 복부 통증 (좌상복부에 가장 호발)
- 등으로 전이되는 통증
- 통증이 누울 때 증가하고 앉거나 앞으로 기대면 감소
- 복부 팽만, 변비, 가스
- 빠른맥, 저혈압
- 오심 및 구토
- 차갑고, 끈적한 피부 및 발열
- 24시간 후 경도의 황달
- 과식 또는 ETOH 섭취 후 통증

쿠싱 증후군

부신 기능 이상

- 감정 장애
- 월상안
- 골다공증
- 고혈압
- 무월경
- 근 위약
- 물소혹
- 얼굴 털 증가
- 비만
- 얇고/주름진 피부
- 자반증
- 피부 궤양/치유 지연

부갑상선기능 이상

부갑상선 기능 저하증	부갑상선 기능 항진증
■ 저칼슘혈증	■ 깊은힘줄반사 증가
■ 초조	■ 피로, 졸림
■ 심 부정맥	■ 몸쪽 위약
■ 골격근 연축	■ 관절통/근육통
■ 마른, 비늘같은 피부	■ 소화기 문제/소화성 궤양
■ 색소 변화	■ 콩팥돌
■ 얇은 모발	■ 이자염
■ 잘 부스러지는 손톱	■ 통풍
■ Chvostek 징후 (양성) = 귀 앞쪽 얼굴 신경부위 타진 시 얼굴 근육 연축	■ 사고 지연 또는 기억력 문제
	■ 감정 질환
	■ 고칼슘혈증

갑상선 기능 항진증 (그레이브스 병)

발병 빈도 순서:

70세 이상의 환자

- 빠른맥
- 피로
- 체중 소실
- 떨림
- 호흡 곤란
- 무감동증
- 거식증
- 초조
- 과반사
- 위약
- 우울
- 발한 증가
- 다음
- 설사
- 혼돈
- 근 위축
- 더위에 약함
- 변비

50세 이하의 환자

- 빠른맥
- 과반사
- 발한 증가
- 더위에 약함
- 피로
- 떨림
- 초조
- 다음
- 위약
- 식욕 증가
- 호흡 곤란
- 체중 소실
- 설사
- 무감동증
- 우울
- 근 위축
- 거식증

Source: Trivalle C, et al. (1996).

갑상선 기능 저하증

- 기초대사율 감소
- 마른 피부
- 근육/관절 통증
- 몸쪽 위약
- 권태, 우울, 무감동증
- 혼돈
- 체중 증가
- 눈 주위 부종
- 측면 눈썹 소실
- 심비대
- 변비
- 추위에 약함
- 잘 부서지는 손톱
- 드문/거친 모발
- 말초 부종
- 칼슘 침착을 동반한 관절 종창
- 손목굴증후군
- 치유 지연
- 애성
- 훈련되지 않은 사람에서 맥박이 60회 미만

통풍

- 심한 통증이 갑작스럽게 발생
- 첫 번째 발허리뼈, 무릎, 손목, 팔꿈치의 염증
- 발적, 부종
- 압통, 과민성
- 발열, 오한
- 손끝, 귀, 팔꿈치 및 손등 관절에 황-백색의 구진
- **주의:** 울혈성 심부전 치료를 위해 사용하는 이뇨제의 일부는 통풍을 초래할 수 있다.

말단비대증

40~45세; 과도한 성장호르몬으로 인해 서서히 발병; 대부분의 경우 뇌하수체 선종에 의함

징후 및 증상

- 손과 발의 비대
- 두툼한 가슴
- 넓은/뭉뚝한 코
- 아래턱 돌출
- 비스듬한 이마
- 이빨이 벌어져서 씹기가 어려워짐
- 후두 비대로 인해 목소리가 깊어짐
- 척추 변화로 척주뒤굽음증 및 퇴행성 관절병증 초래
- 모든 장기의 비대
- 당뇨 발생 (2차적 비정상적 포도당 내성)
- 두통 및 고혈압
- 시신경 및 뇌신경 마비
- 과도한 발한 (땀샘의 비대로 인해 발생)
- 체중 증가
- 피부 두꺼워짐
- 갑상선종
- 남성에서의 성기능 이상

비뇨생식 시 병변

비뇨기 병변의 5개 주 징후 및 증상

1. 소변의 피 (혈뇨)
2. 부종 – 수분 저류
3. 통증 – 콩팥 타진 시
4. 콩팥 비대
5. 빈혈

방광염-토리콩팥염 (요로감염)

- 배뇨 시 통증
- 소변에 백혈구 및 세균 (백색 원주)
- 탁한 소변
- 허리통증
- 발열, 오한
- 오심
- 식욕 소실
- 콩팥 타진 시 통증

요실금에 영향을 미치는 인자

- 요로감염
- 질 감염
- 변비
- 약제
- 출산
- 수술 또는 외상
- 방광 근육의 위약
- 방광 근육의 과활동성
- 전립선 비대
- 방광 신경 손상 (다발성 경화증, 파킨슨씨병 등)
- 정상압력 수두증

요실금의 종류

- **스트레스성 실금**: 운동, 기침, 재채기, 웃음, 무거운 물건 들기 중 소변이 새는 경우; 대개 젊거나 중년의 여성에서 골반 근육이 출산 또는 수술로 약화되었을 때 흔함
- **절박성 실금**: 요의가 빨리 오고 제때 화장실에 도착하지 못함; 뇌졸중, 당뇨 또는 알쯔하이머씨병, 파킨쓴씨병, 다발성 경화증 등을 지닌 환자에서 흔함
- **범람 실금**: 꽉 찬 방광으로 인해 지속적으로 소변이 떨어짐; 척수손상, 당뇨, 전립선 질환이 있는 경우 흔함
- **기능성 실금**: 장애가 있거나 고령으로 인해 움직임이 제한되어 화장실에 제때 도착할 수 있는 능력이 제한된 환자에서 발생

콩팥돌(kidney stones)

위험인자

- 남성 4배 > 여성
- 백인종 3배 > 흑인종
- 20~40세
- 고단백, 저섬유 식이
- 탈수
- 이동성 저하
- 가족력

징후 및 증상

- 갈비척추각 부위 통증
- 편측 생식기로의 간헐적, 극심한 통증
- 요관 연축이 안쪽 넙다리로 전이
- 오한, 오심, 구토
- 요의를 자주 느낌
- 배뇨 시 타는 듯한 느낌
- 혈뇨, 짙고 악취나는 소변

Source: http://hcdz.bupa.co.uk/fact.sheets/html/kidney_stones.html.

자궁내막증

골반염증성 질환(PID)의 일종

- 30~40대
- 월경 전 및 월경 중 악화
- 성교 시 통증
- 반복적 요천추부 통증
- 불임

자궁외 임신

위험인자

- 골반염증성 질환의 병력
- 자궁내막증
- 골반 수술력
- 과거 자궁외 임신력

증상 및 징후

- 하복부 통증
- 골반 또는 허리통증
- 어깨로 전이되는 통증
- 반동성 압통

주의: 나팔관은 임신 12주에 전형적으로 파열됨.

성병(STD)

생식기 포진

- 저림, 소양증, 생식기 통증
- 작은 농포 및 소수포의 발진
- 병변은 5일 이내 파열되어 습윤한 궤양이 됨
- 배뇨 곤란 및 요저류
- 발열, 두통, 권태, 근육통, 림프절 종창

칸디다증 = 효모 감염, 아구창

- 항생제 치료, 호르몬 수치 증가 (임신, 경구 피임약), 당뇨 등에 기인

임질

성교 또는 태생 시 모자간 전염 (3~5일의 잠복기)

- 요도 통증, 배뇨 곤란
- 분비물
- 성교통
- 질 출혈 (드문 또는 성교 후)
- 발열
- 복통

매독

성교 시 체액, 키스, 피부 찰과상을 통하거나 또는 자궁내 모자간 전염

- 1°–노출 부위에 굳은궤양; 1주에서 3개월 동안 잠복; 매우 전염성이 높음; 단추 모양의 농포(무통성)
- 2°–발진 (손바닥 및 발바닥), 전신적 증상, 오심, 식욕 소실, 발열, 인후염, 구내염, 눈 감염, 생식기에 적갈색의 2~3cm 크기의 병변 (악취나는 전염성의 분비물)
- 3°–심혈관 및 신경계에 파괴적인 병변

인체 면역 결핍 바이러스 (HIV)
후천성 면역 결핍 증후군 (AIDS)

전이: 혈액 물질, 뇌척수액, 정액, 질 분비물, 모체 감염

초기 HIV 징후	진행된 HIV 징후
■ 발열, 야간 발한 ■ 만성 설사 ■ 입안 감염 ■ 질 칸디다증 ■ 기침 ■ 숨가쁨 ■ 피부/손톱 변화	■ 카포시 육종– 다발성 자주색 피부 반점 ■ 지속적인 기침 ■ 발열, 야간 발한 ■ 쉽게 멍듦 ■ 아구창 ■ 근 위약 ■ 동반질환: 결핵, 폐렴, 림프종, 포진, 주혈 원충병

Source: Goodman C & Snyder T (2000).

후천성 면역 결핍 증후군으로 인한 기회 감염

- 뇌막염
- 톡소플라스마증
- 단순 포진
- 칸디다증
- 거대세포바이러스
- *포도알균*
- 옴
- 사람유두종바이러스
- *살모넬라증*

Source: Rubin E & Faber JL (1994).

기타 병변

자율신경 반사부전의 증후

- 병변 상부로 발한
- 혈압 증가
- 박동성 두통
- 병변 상부로 소름
- 시각적 변화
- 특별한 원인없이 걱정
- 맥박의 변화
- **응급 치료** = 원인을 가능한한 빨리 확인해서 앉혀 놓고 혈압을 낮춤

세균성 뇌막염 = 내과적 응급 상황

성인에서의 징후 및 증상

- 두통, 발열, 오한
- 광선 공포증
- 구토, 오심
- 상기도염증 증상
- 20~30%에서 경련
- 혼돈
- Kernig 징후 (양성) = 엉덩관절 90° 굽히고 무릎 펼 때 통증 유발
- Brudzinski 징후 (양성) = 누운 채로 목 굽힘 시 통증 유발
- 목 경직
- 졸림

Source: Boissonnault WG (2005).

Non-Hodgkin's Lymphoma

- 최대 발생은 20~24세
- 목, 겨드랑, 샅굴부위의 부은 선이 나타남
- 무통성이며 항생제에 반응하지 않음
- 식욕소실, 오심, 구통, 소화불량, 체중 감소
- 간, 지라, 복부 림프절 비대
- 하지로 방사되는 허리통증
- 빈혈
- 야간 발한 및 반복적인 발열

전이에 의한 전신 증상

호흡기계

- 기침
- 호흡 곤란
- 가슴막통
- 쌕쌕거림의 발병

중추신경계

- 혼돈, 기억 변화
- 우울
- 초조
- 졸림
- 침침한 시야
- 두통
- 균형 문제
- 위약

골격계 (척추, 골반, 갈비뼈, 넙다리뼈)

- 심한 통증이 아스피린으로 완화
- 체중 부하시 통증
- 야간 통증
- 암의 기왕력

전이성 암의 가장 흔한 일차 병소와 연관된 징후 및 증상

폐*	전립선	콩팥	유방	큰창자
■ 60세 이상 ■ 흡연자 ■ 어깨, 가슴, 목 통증 ■ 가슴문증후군 증상 ■ 만성 기침 ■ 혈담 ■ 체중 감소 ■ 권태 ■ 발열 ■ 호흡 곤란 ■ 쌕쌕거림	■ 50세 이상 ■ 허리엉치부위 통증 ■ 빈뇨 ■ 소변 줄기 위약 ■ 배뇨 시작의 어려움	■ 55~60세 ■ 혈뇨 ■ 체중 감소 ■ 권태 ■ 발열 ■ 복부 후측면 종괴 촉진	■ 20~50세와 65세 이상 ■ 젖꼭지 분비물 ■ 유방 함몰 ■ 종괴 촉진	■ 50세 이상 ■ 복부 통증 ■ 허리엉치부위 통증 ■ 배변 습관의 변화 ■ 혈변 ■ 권태 ■ 체중 감소 ■ 체위에 무관한 통증

주의: 척추로의 전이에 대한 선별검사로 척추 가시돌기를 반사망치로 타진 시 날카롭고, 국소화된 통증이 유발됨

*Pancoast 종양 – 가슴문증후군과 유사, 자신경 분지로의 통증, 손 내재근 위축, 상지 정맥 확장

Source: Boissannault WG & Bass C (1990).

임신과 연관된 생리적 변화

근골격계

- 기초대사율 증가
- 체중 증가 20~25 파운드
- 가슴우리 직경 증가
- 척추 굴곡 감소
- 인대 이완성 증가
- 자세 변화
- 무게 중심 변화

심혈관계

- 혈류량 증가
- 적혈구 질량 증가
- 철분 결핍
- 백혈구수 증가
- 응고 인자 증가
- 심장 용적 증가
- 심장 크기 증가
- 심박출량 및 심박동수 증가

호흡기계

- 음성 변화
- 코로 호흡하기 어려움
- 폐 사강 증가
- 잔기량 감소
- 일회 호흡량 증가
- 폐포 호흡 증가
- 호흡율 증가
- 산소 소모 증가
- 이산화탄소 방출 증가

피부

- 혈관거미종
- 손바닥 홍반
- 발한 증가
- 임신선
- 과색소 침착

소화기계

- 구강내 산성도 감소로 인한 치아 우식증 위험 증가
- 압통성/출혈성 치은
- 위역류
- 소화기 운동성 저하
- 수분 흡수 증가로 인한 변비
- 쓸개돌의 위험 감소

내분비계

- 부신 및 갑상선 비대
- 부갑상선 및 뇌하수체 비대

비뇨생식기계

- 요 저류 증가로 감염의 위험 증가
- 토리여과율 증가
- 자궁의 아래대정맥 압박으로 인한 하지 부종
- 소변량 증가

Source: Boissonnault WG (2005).

임신 시 주의 사항

- 임신 1분기에는 엑스레이 노출을 피할 것
- 4개월 이후에는 수분이상 누운 자세를 피할 것
- 빠른, 조절되지 않는 반동 동작은 피할 것
- 지나친 열을 피할 것
- 복부에 전기 자극 및 열 치료를 피할 것
- 3분기에는 엎드리는 것을 피할 것
- 아스피린, 비스테로이드성 소염진통제, 비강충혈 완화제 복용을 피할 것

임신 중 운동 시 위험 징후

- 종아리 부종 및 통증
- 가슴통증
- 양수 유출
- 조기 진통
- 태아 움직임 감소
- 어지럼/두통
- 질 출혈

근골격계 합병증

- 허리통증, 엉치엉덩관절문제, 수분량 증가로 인한 신경 포착 (손목굴증후군)
- 자궁 압력으로 인한 근경련으로 하지 허혈 초래
- 두덩뼈결합 기능이상
- 배곧은근 분리
- 하지불안 증후군 (철분 결핍)

심혈관계 및 호흡기계 합병증

- 자간전증 = 임신 20주 이후에 발생하여 빠르게 진행하는 질환– 두통, 침침한 시야, 부종, 혈압 증가, 단백뇨
- 깊은정맥혈전증
- 호흡곤란
- 임신성 고혈압 = 두통, 침침한 시야
- 하지 부종 및 정맥류

피부 합병증

- 과색소침착
- 손바닥 홍반
- 피부병

소화기계 합병증

- 소화기 문제 = 오심 및 구토로 인해 탈수, 저칼륨혈증 및 체중 감소에 이름
- 운동성 저하로 인해 변비 초래 가능
- 속쓰림/위역류
- 치질
- 쓸개돌의 위험 증가
- *톡소플라스마 곤디* (톡소플라스마증)–기생충–태반을 통해 전파 가능

간 합병증

- 간은 임신 중 생리적 변화에 의해 영향을 받으며, 쓸개즙의 분비도 임신 후기에는 영향을 받지만, 간기능 검사는 거의 정상이다.
- 간의 질환은 기존에 존재하거나 임신과는 무관하게 바이러스성 간염이나 독성 간염 등이 발생할 수 있다.

간염

일반적 징후 및 증상

- 오심
- 구토
- 미열의 발열/오한
- 식욕 소실
- 권태
- 황달 – 피부 및 눈
- 간 통증
- 짙은 소변
- 옅은 색의 변

임신시 간내 쓸개즙정체 (쓸개즙 흐름의 이상)

- 피부 소양증 – 손바닥 및 발바닥에 가장 심함
- 황달 – 피부 및 눈 흰자

내분비 합병증

유방암

위험 인자

- 40세 이상
- 가족력
- 비임신
- 다른 암
- 섬유성 낭종

징후 및 증상

- 촉진되는 종괴
- 겨드랑 림프절 비대
- 젖꼭지 함몰
- 종괴가 피부 또는 가슴벽에 고정
- 종괴 위로 피부가 움푹 파임
- 피부가 붉고, 따뜻하고, 붓거나, 딱딱하고, 종괴에 통증 존재할 수 있음
- 젖꼭지에서의 분비물
- 유방의 움직임에 따른 통증

유방염 (유방의 염증)

원인

- 수유 시 유방의 울혈
- 유관 막힘
- 감염

징후 및 증상

- 국소 유방 압통 및 발적
- 부종
- 발열

비뇨생식기 합병증

자궁외 임신

위험인자

- 골반염증성 질환의 병력
- 자궁내막증
- 골반 수술력
- 과거 자궁외 임신력

징후 및 증상

- 하복부 통증
- 골반 또는 허리통증
- 어깨로 전이되는 통증
- 반동성 압통

주의: 나팔관은 임신 12주에 전형적으로 파열됨.

태반 박리

위험 인자

- 35세 이후 임신
- 4명 이상의 자녀
- 쌍둥이, 세쌍둥이 임신
- 고혈압
- 코카인 사용
- 흡연
- 당뇨
- 이전 태반 박리 병력
- 외상

징후 및 증상

- 멈추지 않는 수축
- 자궁내 통증
- 복통 또는 허리통증
- 태아 움직임 감소
- 양수내 혈액
- 질 출혈

Source: http://folsomobgyn.com/placental_abruption.htm.

방광염-토리콩팥염 (요로감염)(UTI)

- 배뇨시 통증
- 소변에 백혈구 및 세균(백색 원주)
- 탁한 소변
- 허리통증
- 발열, 오한
- 오심
- 식욕 소실
- 콩팥 타진 시 통증

성병(STDs)

생식기 포진

- 저림, 소양증, 생식기 통증
- 작은 농포 및 소수포의 발진
- 병변은 5일 이내 파열되어 습윤한 궤양이 됨
- 배뇨 곤란 및 요저류
- 발열, 두통, 권태, 근육통, 림프절종창

칸디다증 = 효모 감염, 아구창

- 항생제 치료, 호르몬 수치 증가 (임신, 경구 피임약), 당뇨 등에 기인

임질

성교 또는 태생 시 모자간 전염 (3~5일의 잠복기)

- 요도 통증, 배뇨 곤란
- 분비물
- 성교통
- 질 출혈 (드문 또는 성교 후)
- 발열
- 복통

매독

성교 시 체액, 키스, 피부 찰과상을 통하거나 또는 자궁내 모자간 전염

- 1° – 노출 부위에 경성하감; 1주에서 3개월 동안 잠복; 매우 전염성이 높음; 단추 모양의 농포(무통성)
- 2° – 발진 (손바닥 및 발바닥), 전신적 증상, 오심, 식욕 소실, 발열, 인후염, 구내염, 눈 감염, 생식기에 적갈색의 2~3cm 크기의 병변 (악취나는 전염성의 분비물)
- 3° – 심혈관 및 신경계에 파괴적인 병변

다른 합병증

- **거대세포바이러스(CMV)** – 포진 바이러스의 일종으로 단핵증과 유사한 증상을 보임; 태아로 전파되어 출생시 결함을 초래할 수 있음

에딘버그 산후 우울증 척도 (EPDS)

지시사항: 오늘 뿐 아니라, 지난 7일간 당신이 느꼈던 감정과 가장 유사한 반응을 고르시오. 10개 항목을 모두 체크하시오.

웃을 수 있고, 사물의 재미있는 면을 볼 수 있었음 – 항상 가능한한 많이 – 요즘 그다지 많지 않음 – 요즘은 절대 많지 않음 – 전혀 없음	**즐거운 마음으로 일에 대해 기대해 왔음** – 가능한한 자주 – 이전에 비해서는 다소 빈도가 적어짐 – 이전에 비해서는 확실히 빈도가 적어짐 – 거의 안 함
일이 잘못되었을 때, 불필요하게 자책한 적이 있음 – 아니오, 전혀 없음 – 아주 자주는 아님 – 네, 종종 – 네, 대개의 경우	**특별한 이유없이 불안하거나 걱정해 왔음** – 아니오, 전혀 없음 – 거의 없음 – 네, 종종 – 네, 매우 자주
특별한 이유없이 겁먹거나 공포에 질린 적이 있음 – 아니오, 전혀 없음 – 아니오, 거의 없음 – 네, 종종 – 네, 상당히 자주	**일에 치여서 지냄** – 아니오, 예전처럼 잘 처리하고 있음 – 아니오, 대개의 경우 잘 처리해 왔음 – 네, 종종 예전에 비해 잘 처리하지 못함 – 네, 대개의 경우 잘 처리하지 못했음

(다음 페이지 본문 계속)

에딘버그 산후 우울증 척도 (EPDS) *(계속)*

불행해서 수면에 문제가 있음	슬프거나 불행하다고 느껴왔음
– 아니오, 전혀 없음 – 그다지 자주는 아님 – 네, 종종 – 네, 대개의 경우	– 아니오, 전혀 없음 – 그다지 자주는 아님 – 네, 종종 – 네, 대개의 경우
불행해서 운 적이 있음	**자해하는 생각이 종종 듬**
– 아니오, 전혀 없음 – 매우 가끔 – 네, 상당히 자주 – 네, 대개의 경우	– 전혀 없음 – 거의 없음 – 종종 – 네, 상당히 자주

점수:

점수 측정: 에딘버그 산후 우울증 척도는 산후 6~8주에 산후 우울증에 대한 선별 검사로 사용될 수 있음. 증상의 정도에 따라 0, 1, 2, 3 점으로 구분됨. 총 점수는 10개 항목의 총점임. 민감도= 86%; 특이도= 78%

- 0~8점 = 우울증의 가능성이 낮음
- 8~12점 = 신생아와 이로 인한 경도의 우울감이 동반되지만, 삶을 잘 헤쳐나감
- 13~14점 = 산후 우울증의 가능성을 보이는 징후; 예방적 조치를 취함
- 15점 이상 = 임상적인 산후 우울증의 가능성이 높음; 예방적 조치를 취함

Source: Cox JL, Holden JM & Sagovsky R (1987).

노화에 따른 생리적 변화

근골격계	신경계
■ 근육량 감소(제 2형 감소) 및 근력 감소 ■ 운동 단위 동원 감소 ■ 움직임의 속도 감소 ■ 관절 유연성 감소 ■ 골질량 및 골력 감소 ■ 연골 퇴화	■ 전도 감소 = 통증 변화 ■ 효소 활성도 감소 ■ 반사 감소 ■ 자세 변화 증가 ■ 반응성 감소 ■ 수면 양상의 변화
심혈관계	**호흡기계**
■ 심박출량 감소 ■ 혈관 저항성 증가 ■ 지질 대사 감소 ■ 혈관 유연성 감소 = 이완기 혈압 상승 ■ 체위 변화에 대한 반응 저하	■ 폐내 탄성 감소 ■ 가슴벽 연부조직의 석회화 ■ 20~70세부터 산소분압 감소 ■ 최대산소량 감소 ■ 폐혈류 감소=산소포화도 감소 ■ 잔류공기 증가
피부	**소화기계**
■ 피부 두께 감소로 인한 파열 위험 증가 ■ 불규칙한 색소침착 ■ 혈류 감소 = 온도 조절 변화 ■ 피하조직 감소로 저체온 위험 증가	■ 연동운동 감소 ■ 효소 활성도 감소 ■ 운동성 감소
비뇨생식기/콩팥	**특수 감각계**
■ 방광 용적 감소 ■ 방광 유연성 감소 ■ 전립선 비대 ■ 콩팥 종괴 감소 ■ 토리여과율 감소 ■ 크레아티닌 청소율 감소	■ 시력 감소 ■ 청력 감소 ■ 후각 및 미각 감소 ■ 가슴샘 기능 저하 ■ 칼슘 조절 감소 ■ 발한 감소
면역계	**정신사회**
■ 기능/저항성 감소 ■ T 세포 감소 ■ 온도 조절 감소	■ 우울증의 빈도 증가 ■ 피로 증가 ■ 인지 결함

노화가 임상 병리 결과에 미치는 영향

	검사	노화의 영향
화학검사	AST, ALT	변화 없음
	알칼리 포스파타아제	남성에서 20% 증가; 여성에서 37% 증가
	감마지티피	변화 없음
	혈청 알부민	약간 감소
	혈청 마그네슘	30~80세부터 15% 감소
	요산	약간 증가
지질검사	총 콜레스테롤	여성에서는 55세부터, 남성에서는 60세부터 30~40mg/dL 증가
	고밀도지질단백질 콜레스테롤	남성에서 30% 증가; 여성에서는 30~80세부터 30% 증가
	중성지방	남성에서 30% 증가; 여성에서는 30~80세부터 50% 증가
가스검사	산도	변화 없음
	이산화탄소분압	변화 없음
	산소분압	30~80세부터 25% 감소
콩팥검사	크레아티닌 청소율	10mL/min/1.73m^3/10년
	혈청 크레아티닌	변화 없음
갑상선검사	T_3	약간 감소
	T_4	변화 없음
	갑상선자극호르몬	약간 감소
혈액검사	공복 시 혈당	30세 이상부터 10년당 2mg/dL 증가
	적혈구침강속도	남성에서는 40mm/hr까지, 여성에서는 45mm/hr까지 증가
	적혈구용적율/혈색소	변화 없음
	백혈구 수	약간 감소
	적혈구/혈소판 수	변화 없음

Source: Brigden ML & Heathcote JC (2000).

낙상 위험 사정

낙상 위험 인자	예	아니오
이전에 낙상을 겪은 적이 있는가?		
균형 또는 보행 시 문제가 있는가?		
다음 약물 중 4개 이상을 복용하는가? ■ 항정신제 – Thorazine, Haldol ■ 삼환계 항우울제 – Elavil, Prozac ■ 항불안제 – Valium, Xanax ■ 수면제 – Seconal, Butulan, Doral ■ 고혈압제		
시력에 문제가 있는가?		
자세를 변경할 때 어지러움을 느끼는가?		
머리가 멍한 적이 있는가?		
넘어질까봐 두려운가?		
발에 문제가 있는가?		
낙상의 위험을 높일 수 있는 위험이 집안내에 있는가?		
다리가 약한가?		
하지 움직임이 제한되어 있는가?		
하지 감각에 문제가 있는가?		
명료하게 사고하는 것이 어려운가?		
다음 문제를 가지고 있는가: ■ 고혈압 ■ 관절염 ■ 당뇨 ■ 심장병		

보행 이상 비율 척도 – 수정판 (GARS–M)	
지시사항: 정상 속도로 10미터 보행	
비틀거림 (측면으로 균형을 일부 소실)	
옆으로 균형 소실이 없음	0
옆으로 한 번 비틀거림	1
옆으로 두 번 비틀거림	2
옆으로 세 번 이상 비틀거림	3
팔–다리 보행 조화 (사지의 이상 정도)	
반대측 팔과 다리의 정상 움직임	0
팔과 다리가 보행 주기의 25% 에서 정상 이탈	1
팔과 다리가 보행 주기의 25–50%에서 정상 이탈	2
조화가 거의 존재하지 않음	3
가변성 (발걸음 및 팔 움직임의 일관성 및 리듬)	
유연하며 예상되는 속도로 사지가 움직임	0
속도가 종종 변화 (25% 미만)	1
리듬의 예측 불가 (25–75%)	2
불규칙적인 사지 움직임	3
발 접촉 (앞발 이전에 뒤꿈치가 접촉)	
뒤꿈치의 접촉 각이 분명함	0
뒤꿈치의 접촉이 겨우 보임	1
전체 발의 지면에 접촉	2
앞발이 뒤꿈치보다 먼저 지면에 접촉	3

(다음 페이지 본문 계속)

보행 이상 비율 척도 – 수정판 (GARS–M) *(계속)*

엉덩관절 관절운동범위	
동시 입각기에서 엉덩관절 폄(10°)이 분명함	0
엉덩관절 폄이 겨우 보임	1
엉덩관절 폄이 없음	2
동시 입각기에서 대퇴부 굽힘	3
어깨관절 폄	
어깨관절 15° 굽힘 및 20° 폄	0
어깨관절 전방으로 약간 굽힘	1
어깨관절 굽힘시 거의 0°에 근접	2
어깨관절이 팔 흔드는 동안 폄 상태 유지	3
방어자세 (주저함, 서행, 추진력 감소)	
전방 움직임이 좋고 불안정이 없음	0
추진 시 머리, 팔, 몸통의 무게 중심이 약간 전방에 위치하나 팔–다리 조화는 좋음	1
머리, 팔, 몸통이 입각기 발에 비해 전방 위치; 상호 작용의 중등도 소실	2
머리, 팔, 몸통이 입각기 발에 비해 후방 위치; 보행 시 주저함이 심함	3
9점 = 낙상의 병력, 3.8점 = 낙상의 병력 없음	

Source: Van Swearingen J, Paschal K, Bonino P & Yang J (1996).

가정 안전 점검표	예	아니오
현관/입구가 환함		
방에 들어가기 전에 불을 켤 수 있음		
계단이 환함		
침대에서 팔 닿는 곳에 불이 있음		
전화가 가능		
응급 전화번호가 붙어 있음		
계단에 손잡이가 있음		
계단에 어지러진 것이 없음		
작은 카페트가 고정되어 있음		
바닥 청소가 잘 되어 있음		
문지방이 바닥과 같은 높이임		
통로에는 전기 코드선이 없음		
애완동물이 통로에 없음		
욕조/샤워실은 미끄럼 방지 표면을 지님		
욕조/샤워실에 손잡이가 있음		
샤워 의자가 있음		
좌변기가 있음		
일상생활 용품은 낮은 선반에 있음		
화재 경보기는 잘 작동함		
일산화탄소 경보기가 존재		
온수 온도는 화씨 120° 이하임		

버그 균형 척도

앉기: 일어서세요. 손을 사용하지 말도록 하세요. (4) 손 사용하지 않고 일어날 수 있으며 독립적으로 안정화할 수 있음 (3) 손을 사용하여 독립적으로 일어설 수 있음 (2) 수차례 시도 후 손을 사용하여 일어설 수 있음 (1) 일어서거나 안정화하는데 최소한의 도움을 필요로 함 (0) 일어서는데 중등도/최대 도움이 필요함	**지지없이 서 있기:** 잡지 않고 2분 동안 서세요. (4) 2분 동안 안전하게 설 수 있음 (3) 감시하에 2분동안 안전하게 설 수 있음 (2) 지지없이 30초 동안 설 수 있음 (1) 지지없이 30초 동안 서기 위해 수차례 시도가 필요함 (0) 도움 없이 20초 동안 설 수 없음	**발을 바닥에 대고 등받이 없이 앉기:** 팔짱 낀채 2분 동안 앉으세요. (4) 2분 동안 안전하게 앉을 수 있음 (3) 감시 하에 2분 동안 앉을 수 있음 (2) 30초 동안 앉을 수 있음 (1) 10초 동안 앉을 수 있음 (0) 지지없이 10초 동안 앉을 수 없음
서 있다가 앉기: 앉으세요. (4) 손의 최소한의 사용만으로 안전하게 앉음 (3) 손을 사용해서 앉는 것을 조절함 (2) 다리 뒷부분을 의자에 기대면서 앉는 것을 조절함 (1) 독립적으로 앉을 수 있으나 잘 조절되지 않음 (0) 앉기위해 도움이 필요함	**이동:** 침대/의자에서 의자로 이동하세요 (팔걸이가 있어야 함) (4) 손의 최소한의 사용만으로 안전하게 이동 (3) 손을 반드시 사용해서 안전하게 이동 (2) 감시 하에 이동 (1) 한 사람의 도움이 필요함 (0) 두 사람의 도움이 필요함	**눈 감고 지지없이 서 있기:** 눈을 감고 10초 동안 움직이지 않고 서 있으세요. (4) 10초 동안 안전하게 서 있음 (3) 감시 하에 10초 동안 안전하게 서 있음 (2) 3초 동안 안전하게 서 있음 (1) 눈을 3초 동안 감을 수는 없으나 안정성은 유지 (0) 넘어지지 않도록 도움이 필요함

버그 균형 척도 *(계속)*

양발을 붙이고 지지 없이 서 있기: 발을 붙이고 지지 없이 서 있으세요
- (4) 독립적으로 1분 동안 안전하게 가능
- (3) 감시 하에 독립적으로 1분 동안 안전하게 가능
- (2) 독립적으로 가능하지만, 30초 동안 유지하지 못함
- (1) 자세를 잡을 때 도움이 필요하지만 15초 동안 유지할 수 있음
- (0) 자세를 잡을 때 도움이 필요하고 15초 동안 유지할 수 없음

서서 물건을 잡으려 팔을 쭉 뻗기: 서서 팔을 90˚로 가능한한 앞으로 뻗음(손끝의 거리를 기록)
- (4) 25cm 이상 자신있게 가능
- (3) 12cm 이상 안전하게 가능
- (2) 5cm 이상 안전하게 가능
- (1) 뻗기는 하나 감시를 요함
- (0) 시도할 때 균형을 잃음

선 자세에서 바닥에 있는 물건을 집어 올림: 발 앞에 놓은 신발이나 슬리퍼를 집어 올리세요
- (4) 안전하고 쉽게 집어 올릴 수 있음
- (3) 감시하에 집어 올릴 수 있음
- (2) 집어 올릴 수는 없으나 바닥에서 2~5cm까지는 뻗치며 독립적으로 균형을 유지함
- (1) 집어 올릴 수 없으며 시도할 때 감시를 요함
- (0) 시도할 수 없으며 균형을 잃지 않기 위해 도움을 요함

서서 어깨 너머를 보기 위해 돌아서기: 왼쪽 어깨 너머를 볼려고 돌리고나서 오른쪽으로 돌리세요
- (4) 양측에서 뒤를 보며 체중 이동을 잘 함
- (3) 한 쪽에서만 뒤를 보며 체중 이동이 덜 됨
- (2) 양측으로 돌리지만 균형 유지만 함
- (1) 돌릴 때 감시를 요함
- (0) 균형을 잃지 않거나 넘어지지 않기 위해 도움을 요함

360˚ 돌기: 완전한 원을 그리며 한 바퀴 돌고 반대 방향으로 도세요
- (4) 4초 이내에 360˚를 안전하게 돔
- (3) 4초 이내에 한 쪽으로만 360˚를 안전하게 돔
- (2) 360˚를 안전하게 돌지만 오래 걸림
- (1) 감시가 필요함
- (0) 도움이 필요함

지지 없이 서서 발을 교대로 디디기: 발을 교대로 4차례 디디세요
- (4) 독립적으로 안전하게 8걸음을 20초 이내에 디딤
- (3) 독립적으로 안전하게 8걸음을 디디는데 20초 이상 소요
- (2) 감시하에 보조 기구 없이 4걸음을 디딤
- (1) 최소의 도움으로 2걸음 이상 디딤
- (0) 넘어지지 않기 위해 도움을 요함

(다음 페이지 본문 계속)

버그 균형 척도 *(계속)*

한 발을 앞에 놓고 지지 없이 서 있기: 한 발을 다른 발의 바로 앞에 위치시키고 30초 동안 서 있으세요

(4) 독립적으로 30초 동안 유지하며 보행
(3) 독립적으로 30초 동안 유지
(2) 독립적으로 약간 발을 움직이며 30초 동안 유지
(1) 보행 시 도움이 필요하나, 15초 동안 유지 가능
(0) 보행 또는 직립 시 균형 소실

한 다리로 서기: 잡지 않고 한 다리로 가능한한 오래 서 있으세요

(4) 다리를 독립적으로 들고 10초 이상 유지
(3) 다리를 독립적으로 들고 5~10초 유지
(2) 다리를 독립적으로 들고 3초 이상 유지
(1) 다리를 들려하지만 3초 이상 유지하지 못하나 독립적으로 서 있을 수는 있음
(0) 시도할 수 없거나, 낙상을 막기 위해 도움이 필요함

총 점수: (최대 = 56)
45점이 낙상자 대 비낙상자의 커트라인임
예민도 = 64%
특이도 = 90%

버그 균형 척도의 정상치

나이	성별	평균	범위
60-69	남성	55	53-56
	여성	55	51-56
70-79	남성	54	48-56
	여성	53	45-56
80-89	남성	53	49-56
	여성	50	44-56

Source: Berg K, Wood-Dauphinee S & Williams JI (1992).

Tinetti 평가 도구: 균형			
과제	기술(description)	Points	점수
앉은자세 균형	의자에 기대거나 미끄러짐	0	
	안정적, 안전	1	
일어서기	도움 없이는 불가능	0	
	가능, 팔을 사용	1	
	팔의 사용 없이 가능	2	
일어서기 시도	도움 없이는 불가능	0	
	가능, 1번 이상의 시도	1	
	가능, 1번 시도	2	
선 직후의 균형 (첫 5초)	불안정 (비틀거림, 발을 움직임, 몸통이 움직임)	0	
	안정적이지만, 워커 또는 다른 지지대를 사용	1	
	워커나 다른 지지대 없이 안정적	2	
선자세 균형	불안정	0	
	안정적이나 보폭이 넓고 (발뒤꿈치가 4인치 이상 벌어짐) 지팡이 또는 다른 지지대를 사용	1	
	지지대 없이 보폭이 좁음	2	
앉은자세 균형 자극 (검사자가 손바닥으로 피검자의 흉골을 가볍게 밈)	넘어지기 시작	0	
	비틀거림, 붙잡음	1	
	안정적	2	
눈 감기 (좌위)	불안정	0	
	안정적	1	
360° 돌기	비연속적인 발걸음	0	
	연속적인 발걸음	1	
	불안정 (붙잡거나 비틀거림)	0	
	안정적	1	
앉기	불안전(거리 잘못 판단, 의자 위로 넘어짐)	0	
	팔을 사용하거나 부드럽지 못한 움직임	1	
	안전하고 부드러운 움직임	2	
균형 점수			

Tinetti 평가 도구: 보행

과제	기술(description)	Points	점수
보행의 시작	주저하거나 시작전 수차례 시도	0	
	주저함이 없음	1	
보폭 및 높이	■ 우측 유각기 발이 좌측 입각기 발을 지나치지 못함	0	
	■ 우측 유각기 발이 좌측 입각기 발을 지나침	1	
	■ 우측 발이 보행 시 지면에서 완전히 떨어지지 못함	0	
	■ 우측 발이 지면에서 완전히 떨어짐	1	
	■ 좌측 유각기 발이 우측 입각기 발을 지나치지 못함	0	
	■ 좌측 유각기 발이 우측 입각기 발을 지나침	1	
	■ 좌측 발이 보행 시 지면에서 완전히 떨어지지 못함	0	
	■ 좌측 발이 지면에서 완전히 떨어짐	1	
대칭성	우측 보폭 ≠ 좌측 보폭	0	
	우측 보폭 = 좌측 보폭	1	
연속성	보행 시 멈추거나 연속성이 결여	0	
	연속적인 보행	1	
보행경로	변이가 심함	0	
	경증/중등도의 변이 또는 보행 보조기구를 사용	1	
	보행 보조기구 없이 똑바로	2	
몸통	옆으로 심하게 흔들리거나 보행 보조기구를 사용	0	
	옆으로 흔들림은 없으나 보행시 무릎/등의 굽힘이 있거나 팔을 폄	1	
	옆으로 흔들림은 없고, 굽힘, 팔의 사용도 없으며 보행 보조기구도 사용하지 않음	2	
앞서기	발뒤꿈치가 떨어짐	0	
	발뒤꿈치가 보행 시 거의 닿음	1	
보행 점수			
균형 + 보행 점수			
해석: 19~24 = 낙상 위험 < 19 = 낙상 고위험			

Source: Tinetti ME (1986).

"시간을 재는 동안 일어나서 가기" 검사 (Timed Up and Go test:TUG)

절차: 제1기-TUG 단독

- 의자에 앉음
- 3미터 거리에서 보이는 물체를 위치
- 일어나서 물체 주위로 걸어가서 앉도록 함
- 1회 시행한 뒤 3회 반복 시행

절차: 제1기-TUG 인지

- 20~100 사이의 불특정 숫자에서부터 뒤로 세면서 1기를 수행

절차: 제1기-TUG 수동

- 물을 가득 따른 컵을 나르면서 1기를 수행

점수: 각 개인은 다음의 경우 낙상의 위험이 존재

- TUG 단독 13.5초 이상 (90%의 예측율)
- TUG 인지 15초 이상 (87%의 예측율)
- TUG 수동 14.5초 이상 (90%의 예측율)

평균 TUG 점수

나이 및 성별	지팡이 미사용	지팡이 사용
65~69		
남성	9.93 ± 1.40	11.57 ± 1.31
여성	10.15 ± 2.91	14.19 ± 4.67
70~74		
남성	10.45 ± 1.85	12.23 ± 1.88
여성	10.37 ± 2.23	14.27 ± 5.22
75~79		
남성	10.48 ± 1.59	11.82 ± 5.22
여성	10.98 ± 2.68	15.29 ± 5.08

노인 학대의 경고 징후

- 멍, 눈 주위 멍, 구타, 자상
- 다발성 낙상/골절 보고
- 개방성 창상, 자상, 자창, 욕창 (치료 받지 못해 다양한 치유단계를 보임)
- 내장 손상 또는 출혈
- 부러진 안경
- 결박의 징후 (끈 자국)
- 응급실의 빈번한 내원
- 우울증
- 처방약의 과대/과소 사용
- 흙이 묻거나 찢어진 옷
- 영양실조/체중 감소
- 보호자가 자주 바뀜
- 노인의 행동의 갑작스러운 변화
- 치매에 의한 혼돈
- 방문객이 노인을 단독으로 면담하는 것을 보호자가 거부

근골격계 병변

골다공증의 위험 인자

- 가족력–가족 중에 골다공증을 지닌 사람이 있다면 발병 가능성이 60%~ 80%이다. 어머니가 넙다리뼈골절이 있다면, 넙다리뼈골절의 위험이 2배 증가한다.
- 저 칼슘 섭취
  - 1~12세 어린이 = 800mg/일
  - 13~18세 청소년 = 700~1200mg/일
  - 성인 = 700~1000mg/일
  - 임산부 = 1200mg/일
  - 폐경 = 1500mg/일
- 알콜, 흡연 및 카페인 남용
- 저체중
- 만성 내과적 질환 – 류마티스성 관절염, 갑상선기능항진증, 부갑상선기능항진증, 당뇨, 간질환
- 콩팥 1인치 이상 감소
- 좌식 생활 습관
- 조기 폐경

골밀도를 감소시키는 물질

- 알루미늄
- 항경련제
- 코르티코스테로이드
- 세포독성 약물
- 티록신 증가
- 헤파린
- 카페인
- 담배

골다공증의 징후 및 증상

- 심한 국소적 등허리뼈 통증
- 지속적인 자세로 통증 증가
- 구부린 자세로 통증 경감
- 발살바로 통증 증가
- 신장 1인치 이상 감소
- 측만증
- 과부의 혹

다발성 골수종의 징후 및 증상

- 반복적인 세균성 감염 (폐렴)
- 빈혈, 위약, 피로
- 골다공증, 자발성 골절, 골 통증
- 콩팥돌
- 손목굴증후군, 신경근병변을 동반한 허리통증

Source: Goodman C & Snyder T (2000).

관절 변화

퇴행성 관절염	류마티스성 관절염	통풍
■ 비대칭적 침범	■ 대칭성 관절 부종	■ 몇개의 관절만 침범
■ 체중을 받는 큰 관절	■ 작은 관절 –손, 발, 손목	■ 가장 흔한 부위: 1번째 발허리발가락관절, 무릎, 손목
■ 관절 면의 연속성 소실	■ 홍반 및 발열	■ 갑작스러운 발생의 심한 통증
■ 골극 형성	■ 휴식 후 심한 통증	■ 활막액에서의 요산 결정
■ 관절 내 유리체	■ 체중 감소, 영양 결핍	■ 연령 증가 시 빈도 증가
■ 연부조직 구축	■ 정력 감소 및 위약	■ 남성 > 여성
■ 관절운동범위 감소	■ 단백질 분해 효소의 증가	■ 대개 야간에 시작됨
■ 활동 후 강직	■ 지라 비대	
■ 심부 통증	■ 림프절종창	
	■ 심장 및 폐 병변	
	■ 관절 아탈구	
	■ 혈관염	
	■ 류마토이드 결절	

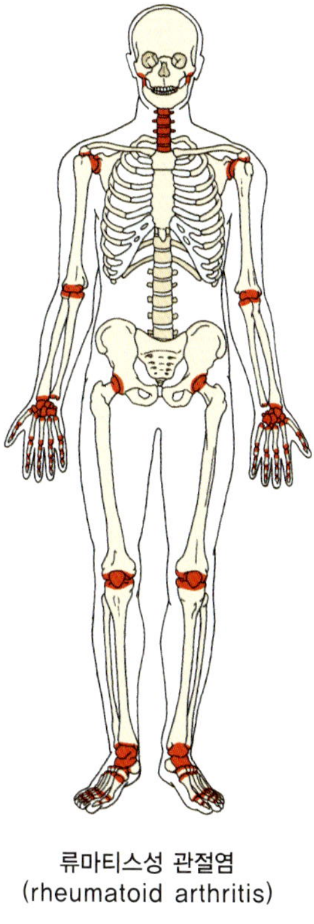

류마티스성 관절염
(rheumatoid arthritis)

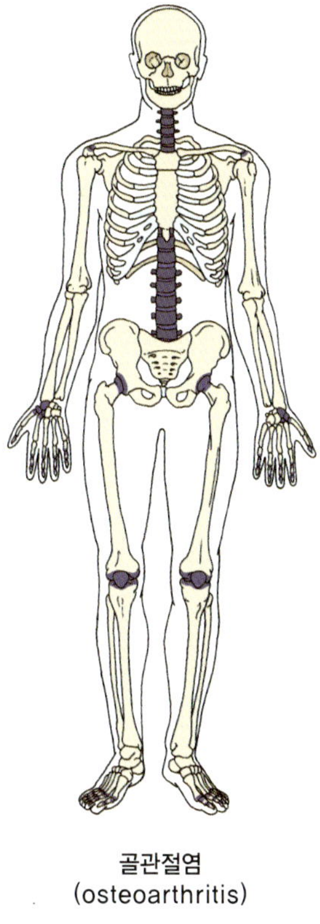

골관절염
(osteoarthritis)

신경근 병변

수정된 Ashworth 긴장도 평가 척도

0	근 긴장도의 증가 없음
1	근 긴장도의 약간의 증가; 걸림과 풀림(catch and release) 또는 관절운동범위의 끝부분에서의 최소의 저항
1+	근 긴장도의 약간의 증가; 걸림(catch)에 이어 관절운동범위 1/2 미만에서 최소의 저항이 동반됨
2	근 긴장도가 관절운동범위의 대부분에 걸쳐 좀 더 증가되나 해당 부위가 쉽게 움직임
3	근 긴장도의 상당한 증가; 수동적 움직임이 어려움
4	해당 부위가 굽힘 또는 폄 상태로 뻣뻣함

Source: Bohannon RW & Smith MB (1986); Ashworth B (1964).

척수손상 자율신경반사부전

척수손상 환자에서 자율신경 반사의 항진

- 심한 고혈압
- 느린맥
- 두통
- 수상 부위 아래로 혈관연축, 피부 창백 및 소름
- 수상 부위 위로 동맥 확장, 붉은 피부 및 심한 발한

신경학적 부위

- 소뇌 = 자세 조절 감소, 실조, 의도 떨림, 눈떨림, 거리조절이상, 상반운동반복장애, 연하곤란, 구음장애
- 바닥핵 = 운동완만, 안정시 떨림
- 시상밑핵 = 무도병
- 꼬리핵 및 조가비핵 = 무정위운동형
- 창백핵 = 자발적 움직임 감소 (파킨슨 증후군)

정상 압력 수두증

60세 이상에서 노화, 알쯔하이머씨병 또는 파킨슨 증후군으로 오진되기도 함. 증상은 다음을 포함함:

- 보행 장애 – 넓은 기저면, 천천히 땅을 끌면서 걸음
- 치매, 건망증, 단기 기억 소실
- 빈뇨 (1~2시간 마다) → 실금

안뜰 장애

- 주 증상은 머리의 움직임을 동반하는 회전성 어지럼
- 자세 불균형
- 오심
- 눈떨림

길랑 바레 증후군(GBS)

자가면역 반응에 기인한 말초신경의 진행성 탈수초화. 흔히 바이러스성 또는 상부호흡기감염 이후

발생: 모든 연령에서 발생하나 특히, 15~35세 및 50~75세에 호발함 남성>여성 1.5:1

징후 및 증상

- 위약 – 대칭적
  하지 > 상지 > 호흡기
- 감각이상이 발가락에서 시작해서 점차 몸쪽으로 진행 (감각 소실은 없음)
- 비대칭적인 얼굴 위약, 연하곤란, 구음장애
- 불안정한 생체 징후
- 반사 감소
- 근긴장도 저하
- 발열, 오심, 피로
- 통증 = 허리 및 엉덩이
- 뇌신경이 45~75%의 경우에서 침범됨

중증 근무력증

중증근무력증은 “중증의 근 무력”을 의미하는 그리스 및 라틴어에서 유래함. 이는 아세틸콜린 수용체가 차단되는 면역계 문제임.

주 발병 시기: 20~30대 여성 > 남성 및 50대 이상 남성 > 여성

징후 및 증상
■ 겹보임 및 눈꺼풀쳐짐 = 가장 흔한 증상 ■ 몸쪽 근 위약 ■ 뇌신경 위약 ■ 눈 움직임 조절 및 얼굴 표정 문제 ■ 연하 및 저작 문제 ■ 구음장애/연하장애 ■ 음성 변화 ■ 감격 변화 ■ 깊은힘줄반사의 변화는 없음 edrophonium chloride(Tensilon) 검사는 이 물질을 정맥으로 주사하여 시행. 주사 직후 근력의 향상은 중증 근무력증의 진단을 강력하게 지지함.

파킨슨씨 병

주 발병 = 40~50대
75세 이상 인구 100명 중 1명 이상에서 발병
2020년까지 미국에서 파킨슨씨병을 지닌 사람이 150만명으로 예상

주 징후 및 증상	이차성 징후 및 증상
■ 모호한 편측 위약 ■ 근 강직 ■ 안정시 떨림 (핀을 굴리는 양상) ■ 운동완만– 운동불능 ■ 톱니바퀴형 강직 ■ 자세 반사의 이상 (균형 소실): 공간 지각력 장애, 균형을 잡기 위해 시각 정보에 의존 ■ 경직된 얼굴 표정 (가면양 안모) ■ 인지 저하 ■ 우울/공황 발작 ■ 보행 이상: 보폭 및 팔 흔들기 감소, 가속 보행 (멈출 수 없음) ■ 작은글씨증 (글씨가 작아짐)	■ 치매 ■ 폐활량 감소 ■ 잘 국소화되지 않는 통증 ■ 감각 이상 ■ 자율신경 조절 감소 ■ 발한 ■ 연하 이상에 의한 침흘림 (타액분비과다) ■ 목소리 성량 및 감정의 소실 ■ 성욕 감퇴 ■ 깬 상태로 유지하기 어려움

Source: Parkinson' s Disease handbook (2004).

파킨슨씨병의 Hoehn & Yahr 단계

1 단계

- 경증 및 편측에서의 징후 및 증상
- 증상은 불편하지만 장애를 초래하지는 않음
- 대개 한 쪽 팔/다리의 떨림으로 나타남
- 친구들은 자세, 움직임, 얼굴 표정에서의 변화를 인지함

2 단계

- 증상이 양측성
- 최소의 장애 초래
- 자세 및 보행이 영향을 받으나 균형의 장애는 없음

3 단계

- 신체 움직임이 심하게 느려짐
- 보행 또는 기립 시 균형의 조기 손상
- 일반적 기능 장애가 중등도로 심하지만, 환자는 아직까지 독립적 생활이 가능함

4 단계

- 심한 증상
- 제한적으로 보행 가능할 수 있음
- 강직 및 운동완만
- 더 이상 혼자 살 수 없음 (일상생활동작 수행을 위해 도움이 필요함)
- 초기 단계에 비해 떨림은 덜 나타날 수 있음

5 단계

- 악액질 단계
- 병약
- 서거나 걸을 수 없음
- 지속적인 간호가 필요

Source: Hoehn MM & Yahr MD (1967).

알츠하이머씨병의 단계

1 단계: 인지 장애가 없음

- 기억력 문제가 없음

2 단계: 매우 경증의 저하

- 기억의 공백을 보고함- 일상 물건의 단어, 이름, 위치를 잊어버림
- 의료진, 친구, 가족에게는 문제가 명확하지 않음

3 단계: 경증의 저하

- 임상 검사에서도 기억 또는 집중의 문제가 측정 가능할 수 있음
- 친구, 가족, 동료들이 이상을 인지함
- 흔히 단어 찾기 문제, 새로운 사람을 소개 받았을 때 이름을 기억하는 능력의 저하, 독서능력 저하, 중요한 물건의 잃어버리거나 엉뚱한데 놓음, 계획이나 조직화하는 능력의 저하 등을 포함함

4 단계: 중등도 저하 (경증 또는 초기 단계의 알츠하이머씨 병)

- 의학적 문진시 이상 발견
- 최근 또는 현재 일어난 일에 대한 지식 감소
- 100에서 7빼기의 산수를 수행하는 능력 저하
- 복잡한 작업(손님을 위해 저녁 준비하기, 청구서 내기 등)의 수행능력 감소
- 개인력에 대한 기억 감소
- 사회적 또는 정신적으로 도전적인 상황에서 억제되고 위축됨

5 단계: 중등도 중증 저하 (중등도 또는 중간 단계의 알츠하이머씨 병)

- 기억의 공백 및 인지 기능 저하가 심함
- 일상 생활 활동에서 도움이 필요함
- 주소, 전화 번호, 졸업한 학교의 이름 등을 회상할 수 없음
- 시간, 요일, 계절이 혼돈스러움
- 40에서 4빼기 또는 20에서 2빼기와 같은 덜 어려운 산수에서도 어려움을 보임
- 본인, 배우자 및 자녀의 이름은 기억함
- 식사 및 화장실 사용에서는 대개 도움이 필요하지 않음

6 단계: 중증 저하 (중등도 중증 또는 중간 단계의 알츠하이머씨 병)

- 심각한 인격 변화, 환각 또는 강박 행동의 발현
- 최근 경험에 대한 자각 소실
- 대개 본인의 이름은 기억하고 낯익은 얼굴은 구분하지만, 배우자, 간병인의 이름은 잊을 수 있음
- 일상생활동작 및 화장실 사용에서 도움을 요함; 수면/각성 주기 장애
- 방황하여 길을 잃는 경향이 있음

7 단계: 심한 중증 저하 (중증 또는 말기 단계 알츠하이머씨 병)

- 환경에 대해 반응할 수 있는 능력 및 움직임을 조절하는 능력의 소실
- 말을 알아들을 수 없게 됨
- 식사시 도움을 요함 (연하 곤란); 대개 실금을 지님
- 보조 없이 보행할 수 있는 능력이 소실
- 근 조절 장애, 비정상 반사, 근 강직

Source: Alzheimer's Association.

간이 정신상태 검사 (MMSE)

점수	최대	과제
	 5 5	**지남력:** – 오늘은 _년 _월 _일 _요일 _계절입니까? – 여기는 어느나라 어느시도에 무엇을 하는 곳이며 이곳 이름은 무엇이며 여기는 몇 층입니까?
	 3	**기억등록:** – 3가지 물건의 이름을 한 번에 하나 씩 말하고 3가지 물건이름을 반복해보라고 한다. – 옳게 대답할 때마다 1점을 준다. 3가지를 모두 외울 때까지 반복한다. – 반복 횟수: ________
	 5	**주의 집중 및 계산:** – 100에서 7을 빼기. 옳게 대답할 때마다 1점을 준다. 5번 시행하고 멈춘다.
	 3	**회상:** – 위에서 반복한 3가지 물건 이름을 물어본다. 옳게 대답할 때마다 1점을 준다.
	 2 1 3 1 1 1	**언어:** – 연필과 시계를 보여주며 이름을 물어보기 – "백문이 불여일견"을 따라하기 – 다음 3단계 명령을 수행하기: "종이를 뒤집고/반으로 접어서/ 저에게 주세요" – 읽고 지시를 수행하기: "눈을 감으세요" – "오늘의 날씨를 써 보세요" – 오각형 따라 그리기: 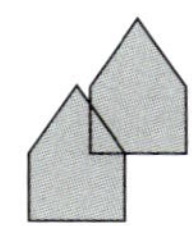
	30	**총 점수 (정상 24점 이상)**

Source: Folstein MF, Folstein SE & McHugh PR (1975).

심혈관 및 호흡기 병변

깊은정맥혈전증에 대한 Wells 임상 점수

임상 변수	점수
활동성 암 (치료 중이거나 치료 6개월 이내)	+1
하지의 마비 또는 최근의 부동	+1
최근 3일 이상의 침상 안정 또는 4주이내의 주 수술	+1
깊은 정맥계의 분포에 따른 국소화된 압통	+1
하지 전반의 부종	+1
건측 하지에 비해 3cm 이상 되는 종아리 부종	+1
오목부종(>무증상 다리에 비해 증가)	+1
깊은정맥 혈전증의 이전 병력	+1
곁얕은정맥 (비정맥류)	+1
대체 진단	−2
총 점수	
높은 가능성	≥3
중등도 가능성	1 − 2
낮은 가능성	≤0

Source: Anand SS, Wells PS, Hunt d, et al. (1998).

깊은정맥혈전증(DVT)의 추가적인 위험 요인

- 후천성 면역 결핍증
- 정맥류
- 심박동기
- 임신
- 비만
- 급성 심근 경색
- 장기간 비행기 여행
- 최근의 중심 정맥 도관술
- A 혈액형
- 안티트롬빈 결핍
- 구강 피임제

일과성 허혈성 발작 (TIA)

침범된 뇌혈관에 따른 증상

- 앞대뇌동맥 = 하지 > 상지; 이마엽 징후
- 중간대뇌동맥 = 아래팔, 손 및 입 침범
- 뒤대뇌동맥 = 시각 장애, 희뿌옇게 됨, 침침함, 안개 낌

폐색전의 징후 및 증상

- 협심증 양상의 통증 또는 뭉개는 듯한 가슴통증
- 호흡곤란, 쌕색거림, 수포음
- 혈압 저하
- 객혈, 만성 기침
- 발열
- 빈호흡 (>16회/분)
- 빠른맥 (>100회/분)
- 발한

고혈압의 임상 징후

- 자발적 비출혈
- 뒤통수 두통
- 어지럼
- 시각 변화
- 야간 빈뇨
- 얼굴 홍조

Source: Goodman C & Snyder T (2000).

말초 동맥 폐쇄성 질환

- 60세 이상의 남성
- 당뇨, 심질환, 흡연력
- 차가운 하지
- 모세혈관 재충전 감소
- 발목-팔의 혈압 차이 < 0.80

백혈병의 징후 및 증상

- 코피, 잇몸 출혈
- 혈뇨, 직장 출혈
- 피부 멍, 점상출혈
- 감염, 발열
- 위약, 피로
- 림프절 비대
- 체중 감소, 식욕 감소
- 지라 비대

Source: Goodman C & Snyder T (2000).

탈수의 영향

원인

- 갈증 감소를 동반한 중추신경 기능 저하
- 구토/설사
- 당뇨
- 과도한 발한/발열
- 수술
- 약물 (이뇨제)

증상 및 징후

- 의식 수준 변화
- 권태/초조
- 머리가 멍함/실신
- 기립성 저혈압
- 위약

폐렴

- 노인의 가장 흔한 사망 원인의 하나
- 전형적 증상
  - 가래를 동반한 기침 (녹슨 철 색깔의 객담)
  - 발열, 오한
  - 가슴막 통증
  - 숨참
- 부가 증상
  - 혼돈
  - 심부전
  - 거식증
  - 수면 습관의 변화

결핵

위험군

- 집 없는 사람
- 의료계 종사자
- 동거인
- 면역 억제자
- 65세 이상
- 주사 약물 사용자
- 영양결핍

증상 및 징후

- 피로
- 거식증
- 미열
- 야간 발한
- 빈번한/가래를 동반한 기침
- 호흡곤란
- 엉덩관절 무혈성 괴사

피부 병변

욕상 위험에 대한 Braden 척도

위험 인자	1	2	3	4	점수
감각 인지 – 압력과 관련된 불편함에 대해 의미 있게 반응할 수 있는 능력	완전히 제한	매우 제한	약간 제한	장애 없음	
습기 – 피부가 습기에 노출된 정도	완전히 습함	습함	종종 습함	거의 습하지 않음	
활동 – 신체적 활동의 정도	침상 고정	의자 안정	종종 보행	자주 보행	
이동성 – 체위를 변화시키거나 조절하는 능력	완전 부동	매우 제한	약간 제한	제한 없음	
영양 – 평상 시 식사 섭취 양상	매우 불량	부적합	적합	좋음	
마찰 및 전단(shear)	문제	잠재적 문제	문제 없음		
점수를 낮을 수록 욕창의 위험이 높음					
Source: http://www.bradenscale.com/braden.PDF					

정맥성 대 동맥성 궤양의 임상 양상		
정맥성 궤양	특징	동맥성 궤양
가족력, 깊은정맥혈전증의 병력	위험인자	흡연, 당뇨, 고콜레스테롤, 고혈압
40~60세	나이	60세 이상
여성	성별	남성
안쪽 하지	위치	복사뼈, 발뒤꿈치, 5번째 발허리뼈바닥, 발가락
존재; 다리 올리면 감소	통증	심함; 일어서면 감소
불규칙	가장자리	규칙; 도려낸 듯 보임
분홍빛, 육아조직 형성	바닥	괴사성, 육아조직 없음
존재, 종종 심함	부종	없음
따듯함	온도	차갑거나 시원함
존재	맥박	감소 또는 소실
정맥색으로 착색	주변 피부	반들반들한 두꺼운 손/발톱, 모발 소실

발목-팔 지수: 우측 발목의 수축기 혈압/우측 팔 수축기 혈압	
>0.96	정상
<0.95	비정상 (경한 질환)
<0.80	파행 가능 (중등도 질환)
<0.50	중등도-중증 질환
<0.30	허혈, 조직 괴사, 심한 질환

욕창의 병기

1단계(stage Ⅰ)
옅게 착색된 피부에서의 지속적인 발적 및 짙은 피부에서의 적색, 파란색 또는 자주색 색조의 지속적인 부위. 피부 온도, 조직의 점도 및 감각의 변화가 주변 부위에 비해 나타날 수 있음.

2단계(stage Ⅱ)
부분층 피부 소실(표피, 진피 또는 둘다). 궤양은 표면적이며 찰과상, 수포 또는 얕은 구멍으로 나타남.

3단계(stage Ⅲ)
전층 피부 소실이 피하 조직의 손상/괴사를 동반하며 근막에까지 이를 수 있음. 깊은 구멍으로 나타날 수 있으며 조직 박리을 동반하거나 하지 않기도 함.

4단계(stage Ⅳ)
전층 피부 소실로 근육, 뼈, 인대, 관절주머니에 이르는 광범위한 파괴/괴사. 박리 및 공동 관이 존재할 수 있음.

딱지(eschar): 두껍고, 마른, 검은색 괴사 조직 – 병기 설정은 안 됨.

Source: AHCPR Publication # 92-0050.

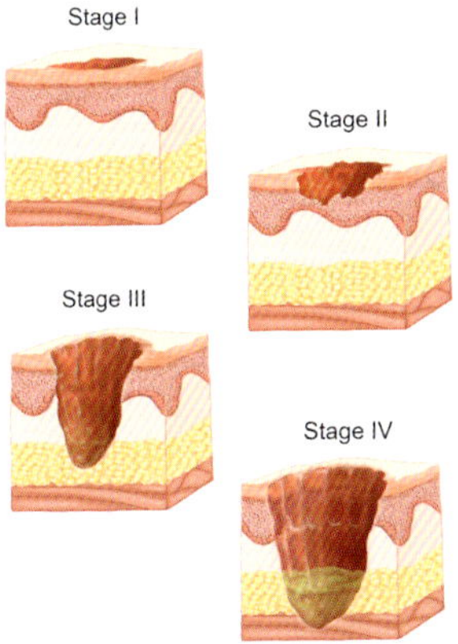

욕창 평가 도구		
A	해부학적 위치	엉치뼈, 발뒤꿈치, 돌기, 가쪽 복사뼈, 궁둥뼈, 팔꿈치
S	크기	측정: 길이, 폭, 깊이, 모양 단계 I, II, III, IV, 명시 불가
S	공동 관, 터널링, 박리	존재 – 부재 위치 : ______ 시 방향
E	삼출물	색: 장액성–피의 양: 거의 없는, 중등도, 다량의 점도: 맑은–화농성
S	패혈증	감염: 국소, 전신, 없음
S	주변 피부	검은, 탈색의, 홍반의, 손상 받지 않은, 부은
M	가장자리	경계: 부착, 탈착, 말아서 접힌
E	홍반	존재–부재 상피화: 존재–부재 딱지: 노란, 검은, 부드러운, 딱딱한, 실처럼 늘어나는 주변 부위: 마른, 습윤한, 붉은
N	괴사 조직	존재–부재 코(냄새): 존재–부재 신생혈관: 존재–부재
T	조직 기저	육아 조직: 존재–부재 압통: 통증–무통 약물: 네–아니오 긴장도: 팽팽한–느슨한 온도: 따뜻한, 차가운, 정상

Source: Ayello EA (1996).

연조직염

피부의 심각한 세균성 감염으로 림프절과 혈류를 통해 전파 가능. 연조직염은 전염성이 없음.

위험군

- 당뇨
- 순환기 문제
- 간 질환
- 습진
- 건선
- 수두
- 심한 여드름
- 울혈성 심부전 병력

징후 및 증상

- 통증, 부종, 열감
- 줄 및 희미한 가장자리를 지닌 홍반
- 발열 및 오한
- 최근의 피부 이상
- 두통
- 저혈압
- 림프절 비대
- 붉어진 피부위로 작은 붉은 반점이 출현

대상 포진 (Shingles)

- 환자의 2/3는 50세 이상
- 통증, 압통 및 감각 이상이 소수포 발진 3~5일 이전에 피부 분절을 따라 존재할 수 있음
- 전구증상으로 통증이 심장 또는 가슴막 통증과 유사하게 나타남
- 홍반 및 소수포가 피부 분절을 따라 분포
- 가피로부터의 농포는 2~3주 지속
- 가슴 (50%) 및 삼차신경의 눈신경분지가 가장 흔히 침범되는 부위
- 호흡기포 또는 수포와의 직접 접촉을 통해 전염

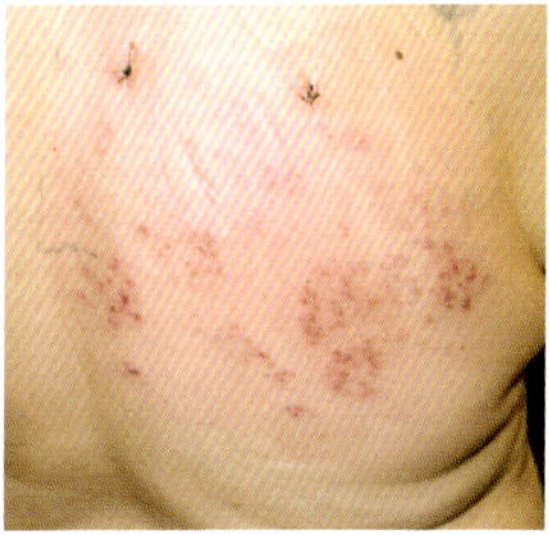

Source: From Barankin B & Freiman A (2006).

위장관 병변

장 질환

염증성 장 (크론 또는 궤양성 큰창자염)	과민성 장	큰창자/곧창자암
■ 관절통 ■ 피부 병변 (발목, 정강이) ■ 광과민성 ■ 방귀/배변 시 통증 감소 ■ 실혈로 인한 빈혈 ■ 체중 감소 ■ 곤봉지 ■ 발열 ■ 직장 출혈 ■ Psoas 검사 (양성)	■ 초기 성인기 여성에 발병 ■ 스트레스와 연관 ■ 다양한/ 간헐적인 징후 및 증상 ■ 복부 경련 ■ 오심 및 구토 ■ 방귀 ■ 배변 양상의 변화 ■ 악취	■ 치질 ■ 곧창자 출혈 ■ 하지로 전이되는 허리통증 ■ 배변 양상의 변화 ■ 오심 및 구토 ■ 체중 감소 ■ 철 결핍에 의한 피로 및 호흡곤란 ■ 적색/ 마호가니색 변

간 병변

간염

일반적 징후 및 증상:

- 오심
- 구토
- 미열의 발열/오한
- 식욕 소실
- 권태
- 황달 – 피부 및 눈
- 간 통증
- 짙은 소변
- 옅은 색의 변

종류	잠복기	전이	원인
A	15~45일	수인성 (만성 간염으로 진행하지 않음)	오염된 우유, 물, 조개, 비위생 상태
B	2~3개월	혈액 또는 체액 소아 = 보균자 (만성 진행 가능)	오염된 주사기, 수혈
C	15~90일	혈액 또는 체액 (만성 진행 가능)	수혈
D	25~75일	혈액 또는 체액	B형 간염과 동반 발생, 정맥 주사기 사용자
E	20~80일	수인성	오염된 우유, 물, 조개
G	미상	혈액 또는 체액	수혈, 정맥 주사기 사용자

내분비 병변

갑상선 기능 항진증 (그레이브스 병)

징후 & 증상 발병 빈도 순서:

70세 이상의 환자	50세 이하의 환자
■ 빠른맥	■ 빠른맥
■ 피로	■ 과반사
■ 체중 소실	■ 발한 증가
■ 떨림	■ 더위에 약함
■ 호흡 곤란	■ 피로
■ 무감동증	■ 떨림
■ 거식증	■ 초조
■ 초조	■ 다음
■ 과반사	■ 위약
■ 위약	■ 식욕 증가
■ 우울	■ 호흡 곤란
■ 발한 증가	■ 체중 소실
■ 다음	■ 설사
■ 설사	■ 무감동증
■ 혼돈	■ 우울
■ 근 위축	■ 근 위축
■ 더위에 약함	■ 거식증
■ 변비	

Source: Trivalle C, et al. (1996).

갑상선 기능 저하증

- ■ 기초대사율 감소
- ■ 마른 피부
- ■ 근육/관절 통증
- ■ 몸쪽 위약
- ■ 권태, 우울, 무감동증
- ■ 혼돈
- ■ 체중 증가
- ■ 눈 주위 부종
- ■ 측면 눈썹 소실
- ■ 심비대
- ■ 변비
- ■ 추위에 약함
- ■ 잘 부서지는 손톱
- ■ 드문/거친 모발
- ■ 말초 부종
- ■ 칼슘 침착을 동반한 관절 종창
- ■ 손목굴증후군
- ■ 치유 지연
- ■ 애성
- ■ 훈련되지 않은 사람에서 맥박이 60회 미만

통풍

- 심한 통증이 갑작스럽게 발생
- 첫 번째 발허리뼈, 무릎, 손목, 팔꿈치의 염증
- 발적, 부종
- 압통, 과민성
- 발열, 오한
- 손끝, 귀, 팔꿈치 및 손등 관절에 황-백색의 구진
- **주의:** 울혈성 심부전 치료를 위해 사용하는 이뇨제의 일부는 통풍을 초래할 수 있다.

당뇨

↑증상 및 징후

- 배뇨 증가
- 구갈 증가
- 배고픔 증가
- 피로, 권태감 증가
- 감각 소실/손발 저림

합병증

- 실명
- 녹내장
- 백내장
- 두통
- 뇌졸중
- 족부 궤양
- 콩팥 질환

혈당 이상

저혈당	고혈당
■ 혈당 < 50~60mg/dL	■ 혈당 > 180mg/dL
■ 피부가 창백하고, 차갑고, 땀이 많이 남	■ 피부가 건조하고 붉어짐
■ 지남력 감소 또는 초조	■ 호흡에서 단내
■ 두통	■ 침침한 시야
■ 침침한 시야	■ 어지럼
■ 불분명한 발화	■ 위약
■ 두근거림을 동반한 빠른맥	■ 오심
■ 위약/떨림	■ 구토
■ 입술/혀의 마비	■ 경련
■ 의식 소실	■ 배뇨 증가
	■ 의식 소실/경련

비뇨생식기 병변

비뇨기 병변의 5개 주 징후 및 증상

1. 소변의 피 (혈뇨)
2. 부종 – 수분 저류
3. 통증 – 콩팥 타진 시
4. 콩팥 비대
5. 빈혈

요실금에 영향을 미치는 인자

- 요로감염
- 질 감염
- 변비
- 약제
- 출산
- 수술 또는 외상
- 방광 근육의 위약
- 방광 근육의 과활동성
- 전립선 비대
- 방광 신경 손상 (다발성 경화증, 파킨슨씨병 등)
- 정상압력 수두증

요실금의 종류

- **스트레스성 실금**: 운동, 기침, 재채기, 웃음, 무거운 물건 들기 중 소변이 새는 경우; 대개 젊거나 중년의 여성에서 골반 근육이 출산 또는 수술로 약화되었을 때 흔함
- **절박성 실금**: 요의가 빨리 오고 제 때 화장실에 도착하지 못함; 뇌졸중, 당뇨 또는 알쯔하이머씨병, 파킨슨씨병, 다발성 경화증 등을 지닌 환자에서 흔함
- **범람 실금**: 꽉 찬 방광으로 인해 지속적으로 소변이 떨어짐; 척수손상, 당뇨, 전립선 질환이 있는 경우 흔함
- **기능성 실금**: 장애가 있거나 고령으로 인해 움직임이 제한되어 화장실에 제 때 도착할 수 있는 능력이 제한된 환자에서 발생

전립선 비대증 (BPH)

증상 및 징후

- 배뇨 장애 및 잔뇨 증가
- 요류의 유속 및 직경 감소
- 배뇨 시작의 어려움

전립선 암- 전립선혈청 항체>4ng/mL (기타 병변-전이성 암 참조)

기타 병변

림프종

- 목 및 겨드랑 림프절 종창
- 권태 및 체중 감소
- 발열 및 야간 발한
- 소양증

비호치킨씨 림프종

- 20~24세 가장 호발
- 목, 겨드랑, 샅굴부위 선의 부종
- 무통성이며 항생제에 반응하지 않음
- 식욕 감소, 오심, 구토, 소화불량, 체중 감소
- 간, 지라, 복부 림프절 비대
- 하지로 방사되는 허리통증
- 빈혈
- 야간 발한 및 반복적인 발열

전이성 암의 가장 흔한 일차 병소와 연관된 징후 및 증상				
폐*	전립선	콩팥	유방	큰창자
■ 60세 이상 ■ 흡연자 ■ 어깨, 가슴, 목 통증 ■ 가슴문증후군 증상 ■ 만성 기침 ■ 혈담 ■ 체중 감소 ■ 권태 ■ 발열 ■ 호흡 곤란 ■ 쌕쌕거림	■ 50세 이상 ■ 허리엉치부위 통증 ■ 빈뇨 ■ 소변 줄기 위약 ■ 배뇨 시작의 어려움	■ 55~60세 ■ 혈뇨 ■ 체중 감소 ■ 권태 ■ 발열 ■ 복부 후측면 종괴 촉진	■ 20~50세와 65세 이상 ■ 젖꼭지 분비물 ■ 유방 함몰 ■ 종괴 촉진	■ 50세 이상 ■ 복부 통증 ■ 허리엉치부위 통증 ■ 배변 습관의 변화 ■ 혈변 ■ 권태 ■ 체중 감소 ■ 체위에 무관한 통증

주의: 척추로의 전이에 대한 선별검사로 척추 가시돌기를 반사망치로 타진 시 날카롭고, 국소화된 통증이 유발됨

*Pancoast 종양 – 가스문증후군과 유사, 자신경 분지로의 통증, 손 내재근 위축, 상지 정맥 확장

Source: Boissannault WG & Bass C (1990).

참고문헌

- AHCPR Publication # 92-0050, Pressure Ulcers in Adults: Prediction & Prevention.
- Ahmed SM & Swedlund SK. evaluation & treatment of urinary tract infections in children. *American Family Physician.* 57(7):1583, 1998.
- American Cancer Society: The Dangers of Tobacco. *Patient Medical Assistant,* August 23, 1999.
- American Lyme Disease Foundation.
- American Physical Therapy Association. Guide to Physical Therapist Practice. Second Edition. *Physical Therapy* 81(1): 9–746, 2001.
- Anand SS, Wells PS, Hunt D, et al. Does this patient have deep vein thrombosis? *JAMA*, 279(14);1094–1099, 1998.
- Asbill CS. Play with steroids, pay the price. *Sports Medicine & Performance,* 3:14–15, 2005.
- Ashworth B. Preliminary trial of carisoprodol in multiple sclerosis. *Practitioner,* 192:540, 1964.
- Atwater SW, Crowe TK, Deitz JC, & Richardson PK. Interrater & test-retest reliability of two pediatric balance tests. *Physical Therapy,* 70(2):79–87, 1990.
- Ayello Elizabeth A. A pressure ulcer A-S-S-E-S-S-M-E-N-T Tool, *Nursing,* 26(10):62–63, 1996.
- Bates B. A Guide to Physical Examination, 6th ed. Lippincott, Philadelphia, 1995.
- Berg K, Wood-Dauphinee S & Williams JI. The Balance Scale: Reliability assessment for elder residents & patients with an acute stroke. *Scandinavian Journal of Rehabilitation Medicine,* 27:27–36, 1995.
- Berg K, Wood-Dauphinee S, Williams JI, Holliday P, Maki B. Measuring balance in the elderly: Validity of an instrument. *Canadian Journal of Public Health,* July/August supplement 2:S7–S11, 1992.
- Bohannon RW & Smith MB. Interrater reliability of a modified Ashworth scale of muscle spasticity. *Physical Therapy,* 67:206–207, 1986.
- Boissonnault WG. Primary Care for the Physical Therapist, Philadelphia: Elsevier Saunders, 2005.
- Boissannault WG & Bass C. Pathological origins of trunk & neck pain: Part I: pelvic & abdominal visceral disorders.

Journal of Orthopaedic & Sports Physical Therapy, 12(5); 192–207, 1990.

- Boissannault WG & Bass C. Pathological origins of trunk & neck pain: Part II–disorders of the cardiovascular & pulmonary systems. *Journal of Orthopaedic & Sports Physical Therapy,* 12(5):208–215, 1990.
- Boissannault WG & Bass C. Pathological origins of trunk & neck pain: Part III–diseases of the musculoskeletal system, *Journal of Orthopaedic & Sports Physical Therapy,* 12(5):216–221, 1990.
- Brigden ML & Heathcote JC. Problems in interpreting laboratory tests. *Postgraduate Medicine,* 107(7):145–146, 151–152, 2000.
- Buskila D, Neumann L, Vaisber G, et al. Increased rates of fibromyalgia following cervical spine injury. A controlled study of 161 cases of traumatic injury, *Arthritis & Rheumatism,* 40(3):446–452, 1997.
- Ciccone CD. Pharmacology in Rehabilitation, 3rd ed. FA Davis, Philadelphia, 2002.
- Cox JL, Holden JM & Sagovsky R. Development of the 10-item Edinburgh postnatal depression scale. *British Journal of Psychiatry,* 150:782–786, 1987.
- Folstein MF, Folstein SE & McHugh PR. Mini-mental state. *Journal of Psychiatric Research,* 12(3):189–198, 1975.
- Franjoine MR, Gunther JS & Taylor MJ. Pediatric balance scale: a modified version of the Berg balance scale for the school-age child with mild to moderate motor impairment. *Pediatric Physical Therapy,* 15:114–128, 2003
- Gagnon I, Swaine B, Friedman D & Forget R. Children show decreased dynamic balance after mild traumatic brain injury. *Archives of Physical Medicine & Rehabilitation,* 85:444–452, 2004.
- Sports Science Exchange. Caffeine Consumption. Chicago, IL, Gatorade Sports Science Institute, 1990.
- Gawkrodger DJ. Dermatology. 3rd ed. Churchill Livingstone, Edinburgh, 2003.
- Goodman CC & Boissonnault WG. Pathology: Implications for the Physical Therapist, Philadelphia: WB Saunders, 1998.

- Goodman C & Snyder T. Differential Diagnosis in Physical Therapy, 3rd ed. WB Saunders, Philadelphia, 2000.
- Gulick DT. OrthoNotes. FA Davis, Philadelphia, 2005.
- Guzman J, Burgos-Vargas R, Duarte-Salazar C & Gomez-Mora. Reliability of the articular examination in children with juvenile rheumatoid arthritis. *Journal of Rheumatism,* 22(12):2331–2236, 1995.
- Hirschfeld RM, Williams JB, Spitzer RL, et al. Development and validation of a screening instrument for bipolar spectrum disorder: the Mood Disorder Questionnaire. *American Journal of Psychiatry,* 157(11);1873–1875, 2000.
- Hoehn MM & Yahr MD. Parkinsonism: Onset, progression, & mortality. *Neurology,* 17:427, 1967.
- Hoyert DL, Kung HC & Smith BL. Deaths: Preliminary data for 2003. *National Vital Statistics Report,* 53(15), Hyattsville, Maryland, National Center for Health Statistics, 2005.
- Is AA for you? Twelve questions only you can answer. New York: A.A. World Services, Inc., 1973.
- Jaffer SN & Qureshi AA. Dermatology Quick Glance. New York: McGraw-Hill, 2004.
- Kroumpouzos G. & Cohen L.M. Specific dermatoses of pregnancy: An evidence-based systematic review. *American Journal of Obstetrics & Gynecology,* 188(4):1083–1092, 2003.
- Melzack R. The McGill Pain Questionnaire. In: Pain Measurement & Assessment. New York: Raven Press, 1983 pp 41–48.
- Melzack R. The short-form McGill pain questionnaire. *Pain,* 30:191–197, 1987.
- Munro J & Campbell I (eds). Macleod's Clinical Examination, 10th ed. Philadelphia: Churchill Livingstone, 2000.
- McSweeney JC, Cody M, O'Sullivan P, Elberson K, Moser DK & Garvin BJ. Women's early warning symptoms of acute myocardial infarction. *Circulation,* 108(21);2619–2623, 2003.
- Myers E. LPN Notes: Nurse's Clinical Pocket Guide. Philadelphia: FA Davis, 2004.
- Myers E & Hopkins T. Med Surg Notes: Nurse's Clinical Pocket Guide. Philadelphia: FA Davis, 2004.
- National Institute of Child Health & Human Development, Autism Facts.

- Nunn I & Gregg AJ. Peak expiratory flow in normals. *British Medical Journal,* 3(5874):282–284, 1973.
- Parkinson's Disease Handbook, American Parkinson Disease Assoc., printed by Novartis Pharmaceuticals, 2004.
- Porth CM. Pathophysiology: Concepts of Altered Health States, 4th ed. Philadelphia: JB Lippincott, 1994.
- Purtilo DT. A Survey of Human Diseases. Reading, Mass.: Addison-Welsey Publishing Co Inc, 1978.
- Ransford AO, Cairns D & Mooney V. The pain drawing as an aid to the psychological evaluation of patients with low back pain. *Spine,*1(1), 1976.
- Reddy, S, Latex allergies. *American Family Physician.* 57(1) 93–106.
- Rothstein JM, Roy SH & Wolf SL. Rehabilitation Specialist's Handbook, 3rd ed. Philadelphia: FA Davis, 2005.
- Rubin E & Farber JL. Pathology, 2nd ed. Philadelphia: JB Lippincott, 1994.
- Siegel B. Diagnostic & Statistical Manual of Mental Disorders, 4th ed. Helping Children with Autism Learn, Oxford University Press, 2003.
- Tinetti ME. Performance-oriented assessment of mobility problems in elderly patients. *Journal of the American Geriatrics Society,* 34:119–126, 1986.
- Trivalle C, Doucet J, Chassagne P, Landrin I, Kadri N, Menard JF & Bercoff E. Differences in the signs & symptoms of hyperthyroidism in older & younger patients, *Journal of the American Geriatrics Society,* 44(1):50–53, 1996.
- Urbano FL. Signs of hypocalcemia: Chvostek's & Trousseau's signs. *Hospital Physician,* March, 43–45, 2000.
- Van Swearingen J, Paschal K, Bonino P & Yang J. The modified gait abnormality rating scale for recognizing the risk of recurrent falls in community-dwelling elderly adults. *Physical Therapy,* 76(9):994–1002, 1996.
- Vegso IJ & JS Torg. Field evaluation & management of intracranial injuries. Athletic injuries to the head, neck & face. St. Louis: Mosby-Year Book: 226–227, 1991.
- Waddell G, McCulloch JA, Kummel E & Venner RM. Nonorganic physical signs in low-back pain. *Spine,* 5(2):117–125, 1980.
- Young W. Spinal Cord Injury Levels & Classification. W.M. Keck Center for Collaborative Neuroscience, Rutgers University, Piscataway, NJ, 2001.

- http://www.parenting.ivillage.com (accessed April 19, 2005)
- http://www.nncc.org (accessed April 19, 2005)
- http://www.nofas.org (accessed April 19, 2005)
- http://www.whonamedit.com (accessed April 19, 2005)
- http://www.elderabusecenter.org (accessed June 6, 2005)
- http://www.bradenscale.com/braden.PDF (accessed June 6, 2005)
- http://www.alz.org (accessed April 20, 2005)
- http://www.niams.nih.gov/hi/topics/lupus/slehandout/ (accessed June 11, 2006)
- http://www.myasthenia.org/information/FactsAboutMG.htm (accessed June 11, 2005)
- http://www.alsa.org (accessed June 11, 2005)
- http://CAonline.AmCancerSoc.org (accessed June 12, 2005)
- http://womenshealth.about.com (accessed April 26, 2005)
- http://hcdz.bupa.co.uk/fact.sheets/html/kidney_stones.html (accessed April 26, 2005)
- http://www.marfan.org/ (accessed July 10, 2005)
- http://www.ocfoundation.org/ (accessed July 10, 2005)
- http://www.adhdhelp.net/ (accessed July 10, 2005)
- http://www.patientcenters.com/leukemia/news/signs.html (accessed July 10, 2005)
- www.aldf.com/Lyme.asp (accessed April 19, 2005)
- www.unmc.edu/olson/student/Powerpoints/Physiological%20Changes%20in%20Pregnancy.ppt (accessed June 30, 2005)
- http://www.andrews.edu/NUFS/caffeine.html (accessed August 14, 2005)
- http://www.afp.org/afp/991101ap/2027.html (accessed August 14, 2005)
- http://www.woundconsultant.com/preview/sitebuilder/staging.pdf (accessed August 28, 2005)
- http://www.npuap.org/positn6.html (accessed August 28, 2005)
- http://www.infantrefluxdisease.com (accessed September 4, 2005)
- http://folsomobgyn.com/placental_abruption.htm (accessed September 4, 2005)
- http://www.skincancer.org (accessed September 30, 2005)

찾아보기

【ㄱ】

【 ㄴ 】

【 ㅇ 】

【ㅈ】

【 ㅍ 】

【 ㅎ 】

Davis 노트 시리즈

손안의 임상 지침서

당신이 필요로 하는 임상에 필수적인 정보! *Davis 노트 시리즈*는 학생과 의료진에 있어 안전하고 효과적인 의료 전달을 위한 포켓 사이즈의 필수불가결한 도구이다.

생애 전반에 걸쳐 구성되어 있는 *Screening Notes*는 어떠한 임상 상황에서도 빠르고 쉽게 찾아볼 수 있는 도구이다. *Screening Notes*는 치료에 중요한 영향을 미치거나 치료 범위를 벗어나는 내과적 질환 및 동반 질환을 효과적으로 선별할 수 있는 지침을 제공한다.

다른 Davis 노트 시리즈

정형 노트: 임상 검사 포켓 가이드
재활 노트: 평가 및 중재 포켓 가이드
피부 노트: 임상 피부학 포켓 가이드
약물 노트: 간호사를 위한 약물 포켓 가이드
정신 노트: 임상 포켓 가이드
ECG 노트: 해석 및 치료 포켓 가이드
영양 노트: 영양 및 식이 치료 포켓 가이드

www.FADavis.com

93510
9788972242437
ISBN 978-89-7224-243-7

정가 18,000

Inches

Centimeters